Best of Therapie

Mit „Best of Therapie" zeichnet Springer die besten Masterarbeiten aus den Bereichen Ergotherapie, Logopädie und Physiotherapie aus. Inhalte aus den etablierten Bereichen der Therapiewissenschaft, Pädagogik, des Gesundheitsmanagements und der Grundlagenforschung finden hier eine geeignete Plattform.

Die mit Bestnote ausgezeichneten Arbeiten wurden durch Gutachter empfohlen und behandeln aktuelle Themen rund um die Therapiewissenschaften im Gesundheitswesen.

Die Reihe wendet sich an Praktiker und Wissenschaftler gleichermaßen und soll insbesondere auch Nachwuchswissenschaftlern Orientierung geben.

Julia Waage

Erfassung der Teilhabe bei Vorschulkindern mit Frühförderung

Entwicklung und Erprobung eines Leitfadeninterviews auf Grundlage der ICF-CY

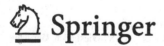 Springer

Julia Waage
Zella-Mehlis, Deutschland

Best of Therapie
ISBN 978-3-658-15552-0   ISBN 978-3-658-15553-7   (eBook)
DOI 10.1007/978-3-658-15553-7

Die Deutsche Nationalbibliothek verzeichnet diese Publikation in der Deutschen National-
bibliografie; detaillierte bibliografische Daten sind im Internet über http://dnb.d-nb.de abrufbar.

Gedruckt auf säurefreiem und chlorfrei gebleichtem Papier

Springer ist Teil von Springer Nature
Die eingetragene Gesellschaft ist Springer Fachmedien Wiesbaden GmbH
Die Anschrift der Gesellschaft ist: Abraham-Lincoln-Strasse 46, 65189 Wiesbaden, Germany

Institutsprofil

Das Logopädische Institut für Forschung (LIN.FOR) ist das einzige logopädische Forschungsinstitut Deutschlands. Strukturell ist es als In-Institut am Fachbereich Angewandte Gesundheitswissenschaften an der Europäischen Fachhochschule (EUFH) angebunden. Die Idee der Gründung des LIN.FOR wurde im Zuge der sich abzeichnenden Modellphase zur hochschulischen Ausbildung der Logopädie (siehe Modellklauselgesetz 2009) im Sommer 2007 entwickelt. Es bestand an der EUFH der Wunsch, neben der Etablierung von Studiengängen die wissenschaftliche Grundlegung der Logopädie durch die Generierung eigener Forschung zu fördern. Der Forschungsauftrag des LIN.FOR ist in der Satzung von Oktober 2007 niedergelegt: der vorrangige Forschungsauftrag besteht in der wissenschaftlichen Untermauerung des logopädischen therapeutischen Handelns. Unter dem Schlagwort „Evidenzbasierung" werden Wirksamkeitsstudien für neu entwickelte Sprachtherapien durchgeführt. Darüber hinaus wird experimentelle Therapieforschung betrieben, in der Einflussfaktoren auf die Wirksamkeit von Therapien untersucht werden.

Heute werden, eingebettet in ein Netzwerk von über 100 kooperierender logopädischer Praxen, logopädische Therapien neu entwickelt, in Machbarkeitsstudien und unter optimalen Bedingungen in den Interaktionslaboren des LIN.FOR erprobt und anschließend im therapeutischen Alltag unter wissenschaftlicher Begleitung auf ihre Alltagstauglichkeit geprüft.

Das LIN.FOR steht für einen hohen wissenschaftlichen Anspruch in Theorie und Empirie in der logopädischen Therapieforschung. Dies wird in die Studiengänge der EUFH getragen, so dass die Studiengänge am Fachbereich die therapeutische Praxis mit neuen wissenschaftlichen Erkenntnissen sowie einer qualitativ hochwertigen Ausbildung methodisch-theoretischen Wissens kombinieren. Die Teilnahme an der angewandten Forschung des LIN.FOR ist für die Studierenden möglich und selbstverständlich. Umrahmt von den fachlich hochwertig ausgewiesenen Professorinnen der Logopädie am Fachbereich wird der Theorie-Praxis-Transfer im Studium erlebbar und Wissenschaft wird greifbar und zu einem realen Handlungsfeld der Studierenden. Dementsprechend wird am LIN.FOR Nachwuchsförderung groß geschrieben. Wissenschaftliche Karrieren der Zukunft tun hier ihre ersten Schritte und werden von den Professorinnen in die Qualifikationsphasen Promotion und Post-Doc-Phase begleitet.

Geleitwort

Die von der Weltgesundheitsorganisation WHO im Jahr 2001 veröffentlichte *Internatio-nal Classification of Functioning, Disability and Health* (ICF) ermöglicht es, die Situation einer Person in mehreren Dimensionen zu beschreiben und dabei neben gesundheitli-chen und körperlichen Aspekten auch Umweltfaktoren und nicht zuletzt das Ausmaß der *sozialen Teilhabe* einzubeziehen. Auch in Deutschland hat diese Klassifikation im-mer mehr an Bedeutung gewonnen. Durch ihre Orientierung auf lebensweltlich rele-vante Ressourcen statt ausschließlich auf gesundheitliche Defizite ist die ICF auf alle Menschen – nicht nur auf Kranke oder Gehandicapte – anwendbar und bildet somit auch für den laufenden gesellschaftlichen Prozess der Inklusion eine wichtige Grund-lage.

Im Fokus der Arbeit von Julia Waage steht die auf Kinder und Jugendliche zugeschnit-tene Version der ICF, die *International Classification of Functioning, Disability and Health for Children and Youth* (ICF-CY). Diese ist seit 2011 in deutscher Sprache ver-fügbar und wird seither fortwährend in der Praxis implementiert, so auch in der Logo-pädie. Eine besondere Herausforderung stellt dabei häufig die Erfassung der sozialen Teilhabe dar, die bei Erwachsenen normalerweise durch die Befragung der zu beurtei-lenden Person erfolgt. Da aber bisher kaum praktikable Erhebungsinstrumente zur sozialen Teilhabe von Kindern (noch weniger von Kindern im Vorschulalter mit Sprachauffälligkeiten) existieren, werden in der Praxis meist behelfsweise die Eltern oder andere Bezugspersonen befragt. Dieses Vorgehen widerspricht aber dem Anlie-gen der ICF.

An diesem Punkt setzt die Masterthesis *Entwicklung und Erprobung eines Leitfaden-interviews für Vorschulkinder mit Frühförderung zur Erfassung ihrer Teilhabeeinschät-zung auf Grundlage der „ICF-CY-Checklisten für das Kindes- und Jugendalter (3-6)"* von Julia Waage an, die eine Methode vorstellt, in der Kinder – wie in den Leitlinien der ICF vorgesehen – selbst ihre Teilhabemöglichkeiten einschätzen. In einem theoretisch sorgfältig hergeleiteten innovativen Verfahren werden die ICF-CY-Checklisten zu-nächst durch eine Gruppendiskussion unter Frühförderfachkräften (*focus group*) auf relevante Items reduziert, anschließend durch die Befragung von Eltern, Therapeuten und pädagogischen Fachkräften an das jeweilige Kind angepasst und schließlich in ein Leitfadeninterview transferiert. Innerhalb dieses mehrschrittigen Vorgehens wird das unvermeidliche Spannungsverhältnis von „Kindeswohl" und „Kindeswille" ausdrücklich thematisiert. Sowohl die kindliche Perspektive als auch die Einschätzung von Bezugs-personen und Fachleuten kommen dabei in gut durchdachtem Zusammenspiel zum

Tragen.

Ihr methodisch geschicktes Vorgehen führt die Autorin anhand von drei Kindern exemplarisch vor und zeigt dabei anschaulich, zu welchem Erkenntnisgewinn es führt. Die sehr gute theoretische Basis, die hohe Paxisrelevanz und vor allem die konsequente gedankliche Weiterführung des ICF-Grundgedankens auf die Zielgruppe der sprachauffälligen Vorschulkinder begründen den hohen Wert der vorliegenden Arbeit. Ihr ist nicht nur eine breite Rezeption zu wünschen, sondern auch ohne Weiteres zuzutrauen, dass sie in Zukunft als Ausgangspunkt für weitere zielgruppenspezifische Anwendungen der ICF-Klassifikation Verwendung finden wird.

Saskia Konopatsch

Inhaltsverzeichnis

Den vollständigen Anhang zu diesem Buch finden Sie unter www.springer.com unter dem Namen der Autorin als OnlinePlus-Material.

Abbildungsverzeichnis

Tabellenverzeichnis

Abkürzungsverzeichnis

ASAP-K	Analyse der sprachlichen Aktivität und Partizipation bei Kindern
AUQUEI	Pictured Child's Quality of Life Self Questionnaire
CAPE	Children's Assessment of Participation and Enjoyment
CHQ	Child Health Questionnaire
COSA	Child Occupational Self-Assessment
DGRW	Deutsche Gesellschaft für Rehabilitationswissenschaften
DIMDI	Deutsches Institut für Medizinische Dokumentation und Information
DVfR	Deutsche Vereinigung für Rehabilitation
e. V.	eingetragener Verein
FrühV	Frühförderungsverordnung
ICF	International Classification of Functioning, Disability and Health
ICF-CY	International Classification of Functioning, Disability and Health for Children and Youth
KiddyCat	Communication Attitude Test for Preschool and Kindergarten Children who Stutter
KINDL[R]	Fragebogen zur Erfassung der gesundheitsbezogenen Lebensqualität bei Kindern und Jugendlichen: revidierte Form
MFED 4-6	Münchener funktionelle Entwicklungsdiagnostik für Kinder von vier bis sechs Jahren
PDSS	Patholinguistische Diagnostik bei Sprachentwicklungsstörungen
p-Wert	Signifikanzwert
Seldak	Sprachentwicklung und Literacy bei deutschsprachig aufwachsenden Kindern
SES	Sprachentwicklungsstörung
SGB	Sozialgesetzbuch
Sismik	Sprachverhalten und Interesse an Sprache bei Migrantenkindern in Kindertageseinrichtungen
SPAA-C	Speech Participation and Activity of Children
WHO	World Health Organisation
W-Fragen	Fragen, die mit Interrogativpronomen beginnen, welche mit „W" beginnen (z. Bsp.: wer, wie, was, warum,...)

Abstract

Die Teilhabe[1] im Sinne der „International Classification of Functioning, Disability and Health (ICF)" (WHO, 2001)[2] sowie der „International Classification of Functioning, Disability and Health for Children and Youth (ICF-CY)" (WHO, 2007) umfasst die subjektive Wahrnehmung eines Menschen zu dessen „...Einbezogensein in eine Lebenssituation..." (DIMDI, 2005:16). Dieser Teilhabebegriff aus der ICF und der ICF-Cy spielt seit einiger Zeit im Rahmen der Frühförderung von behinderten sowie von Behinderung bedrohten Kindern eine Rolle. Die kindliche Teilhabesituation soll erhoben werden und die Frühförderung soll sich an der Teilhabe orientieren (z. Bsp.: Kraus de Camargo & Simon, 2013; Deutsche Interdisziplinäre Arbeitsgruppe zur ICF-Adaption für den Kinder- und Jugendbereich, 2012; Hollenweger, 2008). Es fehlen dabei allerdings ICF-CY-basierte Instrumente zur direkten Erfassung der kindlichen Teilhabesituation und der Teilhabewünsche des Kindes (DVfR & DGRW, 2012; Kraus de Camargo, 2011; Hollenweger, 2008).

Innerhalb der vorliegenden Masterarbeit wird ein Interview für Frühförderkinder ab vier Jahren entwickelt, das deren Teilhabesituation und –Wünsche erfassen soll. Grundlage für das Interview ist die „ICF-CY-Checkliste für das Kindes- und Jugendalter (3-6)" (Deutsche interdisziplinäre Arbeitsgruppe zur ICF-Adaption für den Kinder- und Jugendbereich, 2012). Im Anschluss an die Konzipierung des Interviews wird dieses an drei fünf Jahre alten Jungen mit Frühförderung erprobt und auf die Fragenverständlichkeit hin untersucht. Die untersuchten Kinder beantworten die Interviewfragen jeweils mehrheitlich adäquat, weshalb Interviews zur Teilhabeerfassung auch bei Kindern mit Frühförderung durchführbar sind.

---

[1] In der vorliegenden Masterarbeit werden Teilhabe und Partizipation wie auch in der ICF und der ICF-CY synonym verwendet.
[2] Im Folgenden wird bei Nennung der Begriffe ICF und ICF-CY aus Gründen der Lesbarkeit auf die Quellenangaben verzichtet.

1 Einleitung

Aufgrund der Verabschiedung der ICF durch die World Health Organisation (WHO) im Jahre 2001 (deutsche Übersetzung: Deutsches Institut für Medizinische Dokumentation und Information (DIMDI), 2005) sowie der ICF-CY im Jahre 2007 (WHO; deutsche Übersetzung: DIMDI, 2011) fand im Gesundheitsbereich ein Paradigmenwechsel statt. So können mittels der ICF und der ICF-CY nun die Wechselbeziehungen zwischen einem Gesundheitsproblem einer Person und ihrem gesamten Lebenshintergrund beschrieben werden. Dazu lassen sich die Komponenten Körperfunktionen, -strukturen, Aktivitäten und Teilhabe, Umweltfaktoren sowie personenbezogene Faktoren klassifizieren. Dabei bedeutet Teilhabe das subjektive Empfinden eines Menschen zu seinem „...Einbezogensein in eine Lebenssituation..." (DIMDI, 2005:16).

Der Begriff der Teilhabe hat auch in den Kontext der Frühförderung[3] von Kindern Eingang gefunden (z. Bsp.: Kraus de Camargo & Simon, 2013; Deutsche interdisziplinäre Arbeitsgruppe zur ICF-Adaption für den Kinder- und Jugendbereich, 2012; Hollenweger, 2008). Dabei soll die Teilhabesituation des Kindes erhoben und die Förderung daran ausgerichtet werden. Unklar ist allerdings noch, wie genau die Teilhabe des Kindes auf Basis der ICF-CY erfasst werden kann (DVfR & DGRW, 2012; Kraus de Camargo, 2011; Hollenweger, 2008). Dies ist Voraussetzung, damit überhaupt Förderschwerpunkte innerhalb der Teilhabe gesetzt werden können. Diesen Bedarf an Instrumenten zur Teilhabeerfassung bei Kindern mit Frühförderung greift die vorliegende Masterarbeit auf. Es ist zu beachten, dass eine Erhebung der kindlichen Teilhabe im Sinne der ICF-Philosophie nach dem direkten Einbezug des Kindes verlangt. Deshalb wird im Rahmen der Masterarbeit ein Interview für Kinder ab vier Jahren mit Frühförderung entwickelt, das zur Erfassung ihrer Teilhabesituation und -wünsche dient. Grundlage für die Interviewfragen bildet die „ICF-CY-Checkliste für das Kindes- und Jugendalter (3-6)" (Deutsche interdisziplinäre Arbeitsgruppe zur ICF-Adaption für den Kinder- und Jugendbereich, 2012). Im Anschluss an die Entwicklung wird das Interview an drei fünfjährigen Kindern mit Förderstatus erprobt und auf die Fragenverständlichkeit hin untersucht. Hierbei stellt sich folgende Hauptfrage: Sind die Fragen für die interviewten Vorschulkinder verständlich? Dies ist von besonderem Interesse, da Förderkinder möglicherweise nicht immer die Voraussetzungen zur Interviewfähigkeit vollständig erfüllen.

---

[3] In der vorliegenden Arbeit umfasst der Begriff „Frühförderung" sowohl die heilpädagogische Frühförderung (Kind erhält Heilpädagogik durch Heilpädagogische Frühförderstelle oder Sozialpädiatrisches Zentrum) als auch die Komplexleistung (Kind erhält Heilpädagogik und Therapien durch Interdisziplinäre Frühförderstelle oder Sozialpädiatrisches Zentrum).

Im theoretischen Hintergrund der Masterarbeit (vgl. Kap. 2) wird zunächst der Teilhabebegriff und der Umgang damit in der ICF und der ICF-CY (vgl. Kap. 2.1) sowie in der
Frühförderung (vgl. Kap. 2.2) beleuchtet. Der sich anschließende Abschnitt befasst
sich mit der Erhebung der Teilhabe bei Vorschulkindern (vgl. Kap. 2.3). Danach werden das Spannungsfeld „Kindeswille versus Kindeswohl" (vgl. Kap. 2.4) und die Ge-
staltungshinweise von Interviews bei Vorschulkindern (vgl. Kap. 2.5) betrachtet. Beide
Punkte werden bei der Interviewentwicklung berücksichtigt. Es schließen sich die Fragestellungen und Hypothesen der vorliegenden Arbeit an (vgl. Kap. 3). Das Kapitel 4
befasst sich mit der Entwicklung des Interviews. Die Anwendung des Interviews bei
drei fünfjährigen Jungen mit Frühförderung und der Ablauf zur Analyse der Fragenverständlichkeit inklusive der Ergebnisdarstellung für die einzelnen Kinder befinden sich
im fünften Kapitel der Arbeit. Kapitel 6 und 7 beinhalten die Diskussion der Arbeit sowie die Schlussfolgerungen, die sich aus der Erprobung des Interviews ergeben.

Mit einem Zitat von Lang (1985: 15f) wird die Einleitung abgerundet, denn ihre Worte
begleiten die vorliegende Studienarbeit:

> „Kinder sehen ihre Umwelt mit anderen Augen als Erwachsene, und nur, wenn wir die kind-
> liche Umwelt auch aus ihrer Sicht erfassen, wenn wir die Kinder selbst berichten und bewer-
> ten lassen, kann diese Umwelt adäquat im Hinblick auf kindliche Entwicklung und kindliches
> Wohlbefinden beurteilt werden."

2 Theoretischer Hintergrund

Der theoretische Hintergrund beschäftigt sich im ersten Abschnitt mit dem Teilhabebegriff innerhalb der ICF und der ICF-CY. So basiert das in der vorliegenden Masterarbeit entwickelte Interview auf der Definition sowie auf den Items der ICF und der ICF-CY zur Teilhabe. Im Abschnitt 2 wird der Umgang mit dem Teilhabebegriff innerhalb der Frühförderung dargestellt. Die Teilhabesituation des Kindes soll erfasst werden und die Förder- und Behandlungsplanung soll sich an der Verbesserung der Teilhabe ausrichten. Hierbei ergibt sich, dass für den Kontext der Frühförderung noch unklar ist, wie die kindliche Teilhabesituation erfasst werden kann. Diese Lücke soll mit dem in der Masterarbeit erstellten Interview bedient werden. Der dritte Abschnitt des Theorieteiles befasst sich mit Möglichkeiten zur Erfassung der Teilhabe bei Vorschulkindern. Auch dieser Abschnitt verdeutlicht den Bedarf an einem Interview für Kinder mit Frühförderung auf Basis der Teilhabe-Items der ICF-CY, um Angaben zur Teilhabe direkt vom Kind zu erhalten. Im Abschnitt 4 des Theorieteiles finden sich Informationen zum Kindeswillen und zum Kindeswohl sowie über mögliche Konflikte zwischen diesen beiden Begriffen. Mit dem in der Masterarbeit entwickelten Interview sollen Informationen zur kindlichen Teilhabesituation gewonnen werden, die bei der Planung der Frühförderung genutzt werden können. Wenn es darum geht, den Kindeswillen innerhalb der Behandlungsplanung zu berücksichtigen, ist es auch wichtig das Kindeswohl einzubeziehen. So könnte es sein, dass das Kind in bestimmten Bereichen keine Hilfe möchte, in denen allerdings unter Berücksichtigung des Kindeswohles eine Förderung indiziert wäre. Deshalb ist es bedeutsam die Aspekte Kindeswille und Kindeswohl bei der Konstruktion eines Interviews mit Kindern über deren Teilhabesituation zu berücksichtigen. Der fünfte Abschnitt beschäftigt sich mit den besonderen Merkmalen von Interviews bei Kindern im Vorschulalter. Diese Informationen werden bei der Konstruktion des eigenen Interviews benötigt.

2.1 Teilhabe in der ICF und der ICF-CY

Dieser Abschnitt beschäftigt sich mit dem Teilhabebegriff innerhalb der ICF und der ICF-CY.

2.1.1 Definition

Im Duden wird unter dem Begriff Teilhabe „Anteil, Anteilnahme, Teilnahme" verstanden (Bibliographisches Institut GmbH, 2013). Diese Definition wird im Rahmen der ICF für den Gesundheitsbereich spezifiziert (vgl. Kap. 1). Laut der ICF ist eine unbeeinträchtigte Teilhabe gegeben, wenn eine Person

> „...ihr Dasein in allen Lebensbereichen, die ihr wichtig sind, in der Weise und dem Umfang entfalten kann, wie es von einem Menschen ohne gesundheitsbedingte Beeinträchtigung der Körperfunktionen oder -strukturen oder der Aktivitäten erwartet wird..." (DIMDI, 2005:4).

Im Kontrast dazu gilt die Teilhabe als beeinträchtigt, wenn Schwierigkeiten auftreten, „... die ein Mensch beim Einbezogensein in eine Lebenssituation erlebt." (DIMDI, 2005: 16). Innerhalb dieser beiden Zitate aus der ICF wird durch die Formulierungen „...Lebensbereichen, die ihr wichtig sind..." (DIMDI, 2005: 4) sowie „...die ein Mensch...erlebt." (DIMDI, 2005: 16) die Individualität des Teilhabebegriffes in der ICF deutlich. So wird das subjektive und individuelle Empfinden des Menschen bezüglich seiner Teilhabe in den Mittelpunkt gerückt, um dessen Gesundheitszustand zu beschreiben. Beispielsweise kann sich eine ähnliche Funktionsstörung bei zwei verschiedenen Menschen unterschiedlich stark auf deren Partizipation auswirken: Zwei Kinder weisen ein mittelschweres Stottern auf. Das eine Kind wird von anderen Kindern gehänselt und beim Spielen ausgeschlossen. Es erfährt eine Einschränkung seiner Teilhabe in den Bereichen Interaktion und Spiel wohingegen das andere Kind nicht wegen seines Stotterns gehänselt wird und keine Partizipationseinschränkungen hat.

2.1.2 Domänen, Kategorien und Items

Mittels der ICF und der ICF-CY kann die Teilhabesituation eines Menschen umfassend abgebildet werden, weshalb „...die gesamte Bandbreite von Domänen, die Aspekte der Funktionsfähigkeit aus individueller und gesellschaftlicher Perspektive beschreiben" aufgelistet wird (DIMDI, 2005: 13). Sowohl in der ICF als auch in der ICF-CY sind die Komponenten Aktivitäten und Teilhabe gemeinsam und nicht voneinander getrennt dargestellt (DIMDI, 2005: 19). Tabelle 1 zeigt, welche Lebensbereiche in der ICF und in der ICF-CY als Domänen aufgelistet sind:

Tabelle 1: Domänen Aktivitäten und Teilhabe in ICF/ICF-CY

Domänen	
d1	Lernen und Wissensanwendung
d2	Allgemeine Aufgaben und Anforderungen
d3	Kommunikation
d4	Mobilität
d5	Selbstversorgung
d6	Häusliches Leben
d7	Interpersonelle Interaktionen und Beziehungen
d8	Bedeutende Lebensbereiche
d9	Gemeinschafts-, soziales und staatsbürgerliches Leben

d = Aktivitäten und Partizipation

(aus DIMDI, 2005: 19)

Die neun Domänen aus Tabelle 1 sind jeweils in Kategorien gegliedert (z. Bsp.: Domäne „d1 Lernen und Wissensanwendung" gegliedert in die Kategorien „d110 Zuschauen", „d115 Zuhören" u.a.; DIMDI, 2005: 19). Diese Kategorien werden in der ICF und in der ICF-CY wiederum durch spezifischere Items (z. Bsp.: Kategorie „d630 Mahlzeiten vorbereiten" wird u.a. in die spezifischeren Items „d6300 Einfache Mahlzeiten vorbereiten", „d6301 Komplexe Mahlzeiten vorbereiten" untergliedert; DIMDI, 2005: 113) und Erklärungen (z. Bsp.: „d110 Zuschauen: Absichtsvoll den Sehsinn zu benutzen, um visuelle Reize wahrzunehmen, wie einer Sportveranstaltung oder dem Spiel"; DIMDI, 2005: 97) näher beschrieben. Beim Beschreiben der Teilhabesituation eines Individuums werden die auf die Person zutreffenden Kategorien und Unterkategorien kodiert. Dabei wird jeweils das Problemausmaß von „0 – kein Problem" bis hin zu „4 –

voll ausgeprägtes Problem" beurteilt (DIMDI, 2005: 154). Es unterscheiden sich die Kategorien sowie die spezifischen Items zum Teil zwischen der ICF und der ICF-CY, da innerhalb der ICF-CY Anpassungen an Kinder und Jugendliche stattgefunden haben, um bei dieser Zielgruppe auch Wachstum sowie Entwicklung abbilden zu können (DIMDI, 2011: 12). Hollenweger hat die ICF-CY mit ins Deutsche übersetzt und fasst die Änderungen in ihrem Artikel von 2007 zusammen: Bei der ICF-CY wurden bezüglich der Teilhabe Vorläuferfähigkeiten für kleine Kinder hinzugenommen, wie zum Beispiel „d6302 Helfen beim Mahlzeiten vorbereiten" (DIMDI, 2011: 205). Weiterhin wurden vor allem innerhalb des Kapitels 1 „Lernen und Wissen" diverse Items hinzugenommen wie beispielsweise „d1200 Orales Explorieren" oder „d1201 Berühren" (DIMDI, 2011: 163). Weitere Item-Ergänzungen erfolgten in Kapitel 2 „Allgemeine Aufgaben und Anforderungen", Kapitel 3 „Kommunikation", Kapitel 5 „Selbstversorgung" und Kapitel 9 „Gemeinschafts-, soziales und staatsbürgerliches Leben". Außerdem wurden einige Itembeschreibungen innerhalb der Teilhabe an das Kindes- und Jugendalter angepasst (Hollenweger, 2007: 154f).

2.1.3 Anwendungsempfehlungen

Die Autoren[4] der ICF zeigen in ihrem Buch Anwendungsmöglichkeiten ihres Klassifikationssystems auf. Im Bezug auf die Partizipation wird gefordert, dass die ICF für die Verbesserung der Teilhabe von Individuen im Gesundheits- und Sozialsystem genutzt werden soll (DIMDI, 2005: 12). Dies soll

> „...durch die Beseitigung oder Verringerung von gesellschaftsbedingten Hindernissen sowie durch Schaffung oder Verbesserung der sozialen Unterstützung und anderer, die Teilnahme oder Partizipation [Teilhabe] in Lebensbereichen fördernder, unterstützender oder erleichternder Faktoren" (DIMDI, 2005: 12).

erfolgen. Diese Forderung konkretisieren die Autoren der ICF im Bezug auf Menschen mit Behinderung wie folgt:

> „...es gehört zu der gemeinschaftlichen Verantwortung der Gesellschaft in ihrer Gesamtheit, die Umwelt so zu gestalten, wie es für eine volle Partizipation [Teilhabe] der Menschen mit Behinderung an allen Bereichen des sozialen Lebens erforderlich ist." (DIMDI, 2005: 25).

Weiterhin können im klinischen Bereich Informationen zur Teilhabe bei der Befunddarstellung und Diagnostik genutzt werden, was dann als Basis für die Planung von Inter-

---

[4] Innerhalb der Masterarbeit wird lediglich aus Gründen der Lesbarkeit nur die männliche Form verwendet.

ventionen dient (DIMDI, 2011: 18). Zu diesem Anwendungsgebiet gehört auch das im Rahmen der Masterarbeit erstellte Interview für Kinder mit Frühförderung, da hierbei Daten über die kindliche Teilhabesituation diagnostisch gewonnen und für die Behandlungsplanung genutzt werden sollen.

2.2 Teilhabe in der Frühförderung

In diesem Abschnitt wird dargestellt, inwieweit der Teilhabebegriff aus der ICF und der ICF-CY Eingang in den Kontext der Frühförderung findet.

2.2.1 Gesetzliche Grundlagen

Im Kontext der Frühförderung von Kindern hat der Begriff Teilhabe entsprechend der Anwendungsempfehlungen der Autoren der ICF (vgl. Kap. 2.1.3) bereits Eingang in deren gesetzliche Grundlage gefunden. 2001 wurde die ICF durch die WHO in englischer Sprache verabschiedet. Noch im gleichen Jahr wurde das Recht auf Teilhabe bei Menschen mit Behinderung und bei von Behinderung bedrohten Personen gesetzlich in Deutschland innerhalb des „Sozialgesetzbuches Neuntes Buch (SGB IX): Rehabilitation und Teilhabe behinderter Menschen" festgeschrieben, obwohl die deutsche Übersetzung der ICF erst 2005 durch das DIMDI veröffentlicht wurde.

Die Frühförderung unterliegt auf Gesetzesebene unter anderem dem SGB IX. Innerhalb des Paragraphen 1 SGB IX wird die „...Teilhabe am Leben in der Gesellschaft" bei behinderten Menschen oder solchen, die von Behinderung bedroht sind, thematisiert. Diese Personengruppe entspricht dem Klientel in Frühförderstellen.

§1 SGB IX besagt, dass behinderte oder von Behinderung bedrohte Menschen Leistungen erhalten, „...um ihre...gleichberechtigte Teilhabe am Leben in der Gesellschaft zu fördern...". Zu diesen Leistungen zählt nach §30 SGB IX auch die Frühförderung in Form der Komplexleistung sowie nach §55 SGB IX die Frühförderung in Form der Heilpädagogik. §1 SGB IX verdeutlicht somit den gesetzlichen Auftrag und damit die Zielstellung der Frühförderung bei behinderten oder von Behinderung bedrohten Kindern die Partizipation am Gemeinschaftsleben zu sichern und zu erweitern.

2.2.2 Falldarstellung und Förderplanung

Wie bereits erwähnt (vgl. Kap. 2.2.1), unterliegt die Frühförderung in Deutschland seit 2001 durch das SGB IX der gesetzlichen Grundlage, die Teilhabe am gesellschaftlichen Leben bei den zu fördernden Kindern zu verbessern. Es liegt nahe, dass der Teilhabeaspekt deshalb auch bei der Fallerfassung sowie bei der Förderplanung im

Frühförderbereich eine große Rolle spielt. Doch wider Erwarten werden im Förder- und Behandlungsplan, welcher gemäß §7 der Frühförderungsverordnung (FrühV) deutschlandweit bei Komplexleistungen eingesetzt wird, weder die Begriffe ICF noch ICF-CY oder Teilhabe aufgegriffen. Demnach findet derzeit in Deutschland sowohl bei der Fallerfassung als auch bei der Planung der Frühförderung noch kein verpflichtender Einsatz der ICF-CY unter Einbezug des Teilhabeaspektes statt. Möglicherweise liegt dies daran, dass die ICF erst im Jahre 2007 durch die WHO in Form der ICF-CY für Kinder und Jugendliche publiziert wurde und wiederum erst vier Jahre später in einer deutschen Fassung erschien (DIMDI, 2011). So befindet sich die praktische Anwendung der ICF-CY mit dem Teilhabeaspekt im Kontext der Frühförderung in Deutschland noch „in den Kinderschuhen". Es befassen sich derzeit verschiedene Autoren mit der Fallerfassung und Förderplanung innerhalb Frühförderstellen auf Basis der ICF und ICF-CY Beachtung des Teilhabebegriffes (z. Bsp.: Kraus de Camargo & Simon, 2013; Deutsche interdisziplinäre Arbeitsgruppe zur ICF-Adaption für den Kinder- und Jugendbereich, 2012; Hollenweger, 2008), ohne dass bislang verbindliche Richtlinien für den Frühförderbereich existieren. Amorosa (2011), Kraus de Camargo (2011), Hollenweger (2008) und Hollenweger (2004) beschäftigen sich in ihren Artikeln auf theoretischer Basis mit der Anwendung der ICF im Kontext Frühförderung. Laut der Autoren können die Kinder in der Frühförderung anhand der Komponenten der ICF ganzheitlich erfasst werden. Dazu werden die jeweils für das Kind passenden Items und Codierungen herausgesucht (Amorosa, 2011; Kraus de Camargo, 2011; Hollenweger, 2008: 66, 70; Hollenweger, 2004). Es können auch nur die ICF-Komponenten ohne Kodierungen zur Strukturierung der Fallbeschreibung genutzt werden (Hollenweger, 2008:71). Auf Basis dieser Fallerfassung können dann Fördermaßnahmen geplant werden, welche das Ziel der Verbesserung der Teilhabe des Kindes besitzen (Kraus de Camargo, 2011; Hollenweger, 2008: 72). Anstelle einer Nutzung der Gesamtausgaben der ICF und der ICF-CY zur Fallerfassung und Förderplanung in Frühförderstellen schlagen unterschiedliche Autoren die Anwendung von Checklisten für den Frühförderbereich vor (Kraus de Camargo & Simon, 2013; Deutsche interdisziplinäre Arbeitsgruppe zur ICF-Adaption für den Kinder- und Jugendbereich, 2012; Kaffka-Backmann et al., 2007; Kraus de Camargo, 2007). Diese sogenannten Core-Sets reduzieren die Items – und somit auch die Teilhabe-Items - der ICF oder der ICF-CY auf altersrelevante Bereiche. Für den Aufgabenkreis der Frühförderung sind drei existierende Checklisten zu nennen: die „ICF-CY-Checkliste für das Kindes- und Jugendalter (0-3)" sowie die „ICF-CY-Checkliste für das Kindes- und Jugendalter (3-6)" der „Deutschen interdisziplinären Arbeitsgruppe zur ICF-Adaption für den Kinder- und Jugendbereich" (Fachleute aus Sonderpädagogik, Frühförderung, Pädiatrie, Kinder- und Jugendpsychiatrie, Rehabilitation, sozialmedizinische Nachsorge) aus dem Jahre 2012 sowie die „ICF-Checkliste für interdisziplinäre Frühförderung" (Kaffka-Backmann et al., 2007; Kraus de Camargo, 2007). Laut der oben genannten Autoren fließen die aus der berufsgruppenspezifischen Diagnostik (z. Bsp.: pädagogische Diagnostik, logopädische Diagnostik, physiotherapeutische Diagnostik, ergotherapeutische Diagnostik) gewonnenen Daten in die Beurteilung der einzelnen Checklisten-Items ein. In den Checklisten wird in Form einer vereinfachten Kodierung bei jedem Item gekennzeichnet, ob eine Störung vorliegt oder nicht. Anhand der ausgefüllten Checkliste kann dann eine Förderplanung im interdisziplinären Team erfolgen, welche sich insbesondere an der Verbesserung der Teilhabe-Items ausrichten soll (Kraus de Camargo & Simon, 2013; Deutsche interdisziplinäre Arbeitsgruppe zur ICF-Adaption für den Kinder- und Jugendbereich, 2012; Kaffka-Backmann et al., 2007; Kraus de Camargo, 2007). Weiterhin finden Referate, Diskussionsrunden, Workshops und Tagungen zu dem Thema ICF- und ICF-CY-orientierte Fallerfassung sowie Förderplanung in Frühförderstellen statt (z. B.: Rehakind e.V., 2013; Vereinigung für Interdisziplinäre Frühförderung NRW e. V., 2012). Aktuell hat die Vereinigung für Interdisziplinäre Frühförderung eingetragener Verein (e. V.) 2013) neue Qualitätsstandards für Interdisziplinäre Frühförderstellen aufgestellt, welche allerdings keinen verbindlichen Charakter aufweisen, sondern nur Empfehlungen für Frühförderstellen sind. In diese Standards sind die Begriffe ICF-CY und Teilhabe eingeflossen: „Die interdisziplinäre Diagnostik basiert auf der ICF-CY...und schätzt die Teilhabefähigkeiten...in der Lebensumwelt des Kindes...ein." (Vereinigung für Interdisziplinäre Frühförderung e. V., 2013: 10). Die ICF-CY soll weiterhin unter besonderer Berücksichtigung der Teilhabe als Basis für ein interdisziplinäres Festlegen des Förder- und Behandlungsplanes innerhalb von Frühförderstellen angewendet werden (Vereinigung für Interdisziplinäre Frühförderung e. V., 2013: 10).

Anhand der vorgestellten Literatur zur Fallerfassung und Behandlungsplanung im Frühförderbereich wird ersichtlich, dass alle Autoren eine ganzheitliche Fallerfassung mittels ICF oder ICF-CY vorschlagen. Weiterhin empfehlen die genannten Autoren eine Förderplanung, welche sich am Ziel der Teilhabeverbesserung des Kindes ausrichten soll. Alle Aussagen aus der Literatur zur Verwendung der ICF oder der ICF-CY mit besonderem Augenmerk auf der Partizipation sind nur als Vorschläge für Frühförderstellen zu betrachten, ohne dass sie verpflichtend sind. Wie die Primärdaten zum Ausfüllen der Checklisten und somit auch Daten aus dem Bereich Partizipation erhoben werden können, lassen die obigen Autoren allerdings offen. Für den Anwender bleibt demnach unklar, wie er die Teilhabe erfassen soll, um eine Einschätzung der Teilhabe aus Sicht des Kindes im Rahmen der ICF beziehungsweise der ICF-CY vornehmen zu können.

2.3 Teilhabeerfassung bei Vorschulkindern

Dieser Abschnitt befasst sich mit den Möglichkeiten der Erhebung der Teilhabe bei Vorschulkindern.

2.3.1 Theoretische Überlegungen

Im Sinne der ICF und der ICF-CY soll die Kodierung der Teilhabebereiche bei der Fallerfassung auf der Basis diagnostischer Daten erfolgen (DIMDI, 2011: 19). Diese Daten können zum Beispiel durch Interviews gewonnen werden (DIMDI, 2011: 19), denn „Wo immer möglich, sollte der betroffenen Person...die Teilnahme am Prozess der Klassifizierung ermöglicht werden..." (DIMDI, 2005: 173). Dies gilt auch für den Kinder- und Jugendbereich: „Die Verwendung von Interviews mit Kindern und Jugendlichen wird unterstützt, wann immer dies möglich ist." (DIMDI, 2011: 21).

Das DIMDI (2011: 21) ruft außerdem dazu auf neue Erhebungsinstrumente zu entwickeln, um zum Beispiel die Teilhabe erfassen zu können. Auch die Deutsche Vereinigung für Rehabilitation (DVfR) und die Deutsche Gesellschaft für Rehabilitationswissenschaften (DGRW) (2012: 5) stellen fest, dass es auf dem gesamten Gebiet der Rehabilitation behinderter Menschen, wozu auch die Frühförderung zählt, kaum Instrumente zur Teilhabeerfassung gibt und plädiert für die Forschung in diesem Bereich. Hollenweger (2008:69-70) stellt heraus, dass sich die Identifikation der Partizipation bei jungen Kindern schwierig gestalten kann. Laut der Autorin ist es für die Förderplanung sehr wichtig herauszufinden, in welcher Umgebung dem Kind die Teilhabe gelingt oder nicht. So muss die Teilhabesituation des Kindes verstanden werden, um mit Hilfe der Frühförderung die Partizipation zu ermöglichen (Hollenweger, 2008: 69f). Kraus de Camargo (2011) gibt an, dass bei der Erfassung von zum Beispiel Körperfunktionen und -strukturen medizinische Diagnostiken (z. Bsp.: körperliche Befunde, neurologische Befunde) oder Testungen (z. Bsp.: Entwicklungstests, Intelligenztests, psychologische Tests) verwendbar sind. Für den Bereich der Teilhabe ist dies laut eben genanntem Autor nicht möglich und es fehlen dort noch Erhebungsinstrumente für Kinder. Als Alternative muss derzeit nach Kraus de Camargo (2011) auf Angaben aus der Anamnese oder auf Ergebnisse von Beobachtungen zurückgegriffen werden, um die Teilhabe des Kindes einschätzen zu können. Auch Hollenweger (2008: 71) schlägt aus Mangel an Instrumenten zur Erfassung der kindlichen Teilhabe den Einbezug der Eltern oder anderer Betreuungspersonen des Kindes vor, obwohl sie die Ansicht vertritt, „...dass die Betroffenen selber an diesem Prozess teilhaben sollten und können und dass sie ein Mitbestimmungsrecht haben (Hollenweger, 2008: 77f).

Hier ist anzumerken, dass durch eine Fremdbeurteilung der Teilhabe der subjektive Charakter des Teilhabebegriffes, wie er in der Definition der ICF verankert ist (vgl. Kap. 2.1.1), nicht zum Ausdruck kommen kann. Nur das Kind selbst kann darüber Auskunft geben, wie es sein Einbezogensein in verschiedenen Lebenssituationen erlebt. Für den direkten Einbezug der Kinder bei der Teilhabeerfassung spricht sich auch (Morris, 2009) aus. Doch „Wie sich das organisieren lässt, das muss man in der Praxis lösen." (Hollenweger, 2008: 78).

2.3.2 Indirekte Methoden

Um die Teilhabe bei Vorschulkindern indirekt mittels Fremdbeurteilung zu erfassen, existieren Beobachtungsbögen für Erzieher sowie Fragebögen und Interviews für die Bezugspersonen des Kindes. Bei diesen indirekten Methoden sollen Erwachsene die Teilhabesituation des Kindes einschätzen und nicht das Kind selbst. Es gibt eine Vielzahl von Beobachtungsbögen für Kindertagesstätten. Diese berücksichtigen neben Funktionen und Aktivitäten zum Teil auch die kindliche Teilhabe am Kindergartenalltag. Exemplarisch können für den Bereich der kommunikativen Teilhabe die Beobachtungsbögen „Sprachverhalten und Interesse an Sprache bei Migrantenkindern in Kindertageseinrichtungen (Sismik)" (Ulich & Mayr, 2003) für Vorschulkinder ab 3;6 Jahre sowie „Sprachentwicklung und Literacy bei deutschsprachig aufwachsenden Kindern (Seldak)" (Ulich & Mayr, 2006) für Vorschulkinder ab vier Jahre genannt werden. Mit den Bögen kann durch die Erzieher unter anderem die sprachliche Teilhabe des Kindes am Kindergartenalltag eingeschätzt werden. So wird zum Beispiel beobachtet, ob das Kind in Kommunikationssituationen Freude und Interesse zeigt sowie wie die Beteiligung des Kindes hierbei ist. Zu den Interviews mit Erwachsenen, die Aspekte der kindlichen Teilhabe erfassen, zählt zum Beispiel das „Pragmatisches Profil" von Dohmen et al. (2009) für Kinder bis zehn Jahre. Es wird unter anderem die Teilhabe des Kindes in unterschiedlichen Kommunikationssituationen durch Eltern, Erzieher oder andere Bezugspersonen des Kindes erfasst. Hierbei geht es beispielsweise darum, wie sich das Kind an Gesprächen beteiligt, mit welchen Personen es wie kommuniziert, wie es sich an Interaktionen beteiligt oder wie es sprachlich beim Spielen teilnimmt. Im Bereich Fragebögen gibt es zum Beispiel von Güntheroth et al. (2011) einen Fragebogen für Erzieher zu den Aktivitäten und der Partizipation von vier bis sechsjährigen Kindern im Kindergartenalltag. Dieser basiert auf den Komponenten Aktivitäten und Teilhabe der ICF-CY. Weiterhin gibt es insbesondere im englischen Sprachraum verschiedene Fragebögen, die sich mit der Lebensqualität von Kindern befassen und somit auch Teilhabeaspekte erfragen. Der „Child Health Questionnaire (CHQ)" (healthact chq, 2013) dient zur Erfassung der gesundheitsbezogenen Lebensqualität bei kranken Kindern zwischen fünf und 18 Jahren. Bei unter zehnjährigen Kindern werden die Eltern befragt. Dabei werden unter anderem Einschränkungen des Kindes bei verschiedenen Aktivitäten des alltäglichen Lebens erfasst sowie sein Wohlbefinden in verschiedenen Lebensbereichen.

Die eben skizzierten Methoden Beobachtung, Fragebogen und Interviews mit Erwachsenen sind also indirekte Instrumente zur kindlichen Teilhaberfassung, da Erwachsene die Teilhabe des Kindes am Leben einschätzen. Wie bereits erwähnt (vgl. Kap. 2.3.1) ist eine derartige Fremdbeurteilung zur Partizipation allerdings kritisch zu betrachten, denn das betroffene Kind kommt so nicht selbst zu Wort. Es bleibt demnach unklar, wie das Kind sein Eingebundensein in verschiedene Situationen seines Alltages tatsächlich empfindet. Durch indirekte Instrumente kann die Teilhabe im Sinne der ICF und der ICF-CY (vgl. Kap. 2.1.1) nicht vollständig abgebildet werden. Außerdem wird so der Forderung der ICF, den Betroffenen selbst in den Klassifizierungsprozess einzubinden (DIMDI, 2005: 173, vgl. Kap. 2.3.1), nicht nachgekommen. Allerdings ist anzumerken, dass zum Beispiel sehr junge Kinder oder stark geistig beeinträchtigte Vorschulkinder in ihren Ausdrucksmöglichkeiten eingeschränkt sind. Sollten direkte Methoden zur Einschätzung der Partizipation nicht möglich sein, so erscheint es sinnvoll, indirekte Methoden zu verwenden. Dies geht mit der Philosophie der ICF konform. So empfiehlt das DIMDI (2011: 21), wenn es nicht möglich ist den Beteiligten selbst zu befragen, Bezugspersonen in den Klassifizierungsprozess einzubinden.

2.3.3 Direkte Methoden

Um die Einschätzung seiner Teilhabe direkt vom Vorschulkind zu erfassen, können die Methoden Malen oder Interview mit dem Kind angewendet werden. Malen ermöglicht es Kindern sich non-verbal zu ihrer Partizipationssituation auszudrücken. Es hilft dem Kind, Gefühle, Erfahrungen und Einstellungen zur Teilhabe durch Bilder zu übermitteln (Holliday et al. 2009: 253; Brooks, 2005). Weiterhin stellt das Malen eine kinderfreundliche Methode dar (Brooks, 2005). Um Aussagen zur Teilhabe zu erhalten, wird das Kind gebeten zu einem bestimmten Lebensthema zu malen (Holliday et al. 2009: 252) wie zum Beispiel „Wie fühlst du dich beim Sprechen?" (McLeod et al., 2006) oder „Zeichne dich wie du mit jemand anderem sprichst!" (Holliday et al. 2009: 254). Mittels Malen können sich auch junge Kinder und Kinder mit starken sprachlichen Einschränkungen zu ihrer Teilhabe äußern (Holliday et al. 2009). Im Bereich der Teilhabeerfassung durch Interviews mit Kindern gibt es nur wenige Instrumente für den Vorschulbereich. Ab dem Grundschulalter existiert eine größere Auswahl an Interviews, welche zur Teilhabeeinschätzung genutzt werden können (z. Bsp.: „Children's Assessment of Participation and Enjoyment (CAPE)" von King et al., 2004; „Child Occupational Self-Assessment (COSA)" von Keller & Kielhofner, 2005). Interviews, welche die Lebensqualität bei Kindern erfragen, berücksichtigen mitunter auch Bereiche der Teilhabe wie zum Beispiel der „Pictured Child's Quality of Life Self Questionnaire (AUQUEI)" von Manificat et al. (1997) oder der „Fragebogen zur Erfassung der gesundheitsbezogenen Lebensqualität bei Kindern und Jugendlichen: revidierte Form (KINDL^R)" von Ravens-Sieberer und Bullinger (1998). Der AUQUEI (Manificat et al., 1997) dient der krankheitsübergreifenden Erfassung der subjektiven Lebensqualität von Kindern. Hierbei gibt es eine Fragebogenversion für Kinder von drei bis fünf Jahren. Die Lebensqualität wird für 27 Items in verschiedenen Lebensbereichen (Essen, Schlafen, Arztbesuch, Familie, Freizeit, Selbstständigkeit, Beziehungen zu Peers) erhoben. Das Kind soll zum Beispiel mitteilen, wie es sich im Klassenzimmer, wenn es Sport macht oder wenn es Fernsehen schaut fühlt. Dazu zeigt das Kind auf eines von vier gezeichneten Kindergesichtern, die den emotionalen Zustand symbolisieren (sehr glücklich, glücklich, unglücklich, sehr unglücklich). Der KINDL^R (Ravens-Sieberer, & Bullinger, 1998) beinhaltet eine Version mit zwölf Fragen für vier- bis sechsjährige Kinder. Unter anderem werden Facetten der Teilhabe und des Wohlbefindens in der Familie, bei Freunden und im Kindergarten erfasst. Das Kind entscheidet sich zwischen den Alternativen „nie", „manchmal" und „ganz oft", um Sätze wie zum Beispiel „...habe ich die Aufgaben im Kindergarten gut geschafft." oder „...habe ich mit Freunden gespielt." zu ergänzen. Der „Communication Attitude Test for Preschool and Kindergarten Children who Stutter (KiddyCat)" von Vanryckeghem und Brutten (2007) besteht aus zwölf Fragen für Kinder im Alter von drei bis sechs Jahren. Durch das Interview werden durch Ja- und Nein-Antworten Einstellungen des Kindes zu seinem Kommunikationsverhalten sowie das Wohlbefinden erfasst. Hierunter fallen auch Aspekte der Teilhabe, die mit Fragen wie „Müssen dir Menschen beim Sprechen helfen?" oder „Sprichst du mit jedem gut?" erfragt werden. Einige wenige Interviews für Vorschulkinder fußen direkt auf der ICF wie zum Beispiel das Interview mit stotternden Kindern von Walther (2009) oder das „Speech Participation and Activity of Children (SPAA-C)" von McLeod (2004). Das Interview von Walther (2009) liegt in Fragebogenform für stotternde Kinder von vier bis sechs Jahren vor. Es werden unter anderem Fragen zu Stotterreaktionen, zur Alltagskommunikation und zur Lebensqualität gestellt, die zum Teil die Partizipation erfassen wie zum Beispiel „Wie schwer ist es für dich mit anderen Kindern zu sprechen?". Das Kind kann aus drei möglichen Antwortalternativen in Form von Symbolen wählen (entweder Smileys: lachend = leicht, neutral = geht so, traurig = schwer oder verschieden große Punkte: groß = immer, mittel = manchmal, klein = nie). Das SPAA-C (McLeod,

2004) ist für sprachgestörte Kinder ab dem Vorschulalter geeignet und erfasst den Einfluss der Sprachstörung auf das Leben der Kinder, indem unter anderem die Kinder direkt befragt werden. Das SPAA-C (McLeod, 2004) wurde von Neumann (2011) ins Deutsche übersetzt und unter dem Namen „Analyse der sprachlichen Aktivität und Partizipation bei Kindern (ASAP-K)" veröffentlicht. Das SPAA-C (McLeod, 2004) ist ein Leitfadeninterview, bei dem laut der Autorin individuelle Anpassungen wie das Weglassen von Fragen, das Erstellen von Zusatzfragen und das Umformulieren von Fragen erwünscht sind. Weiterhin schlägt McLeod (2004) vor je nach Bedarf Hilfen wie Puppen, Rollenspiel, Bilder, und eine Emotionsskala einzusetzen. Der Interviewleitfaden besteht aus 27 Fragen für das Kind zu dessen Lieblingsbeschäftigungen, zu mit dem Kind spielenden Personen, zum Empfinden des Kindergartenalltages und zur Teilhabe sowie zum Wohlbefinden in Kommunikationssituationen. Bei „Wie fühlst du dich?"-Fragen wie zum Beispiel „Wie fühlst du dich, wenn du mit deinem besten Freund sprichst?" oder „Wie fühlst du dich, wenn du mit den Kindern im Kindergarten spielst?" antwortet das Kind über Smileys (lachend = fröhlich, neutral = neutral, traurig = traurig, leeres Smiley = anderes Gefühl, Fragezeichen = weiß nicht). Bezüglich Interviews mit Kindern zur Erfassung ihrer Sichtweise schlägt Dettenborn (2010: 103) vor, die kindliche Meinung direkt zu erfragen, indem Warum-Fragen[5] eingesetzt werden. Indirekt können laut Dettenborn (2010: 103) Fragen zu den kindlichen Gefühlen, Gedanken und Wünschen gestellt werden sowie darüber, was das Kind tut, was dem Kind gefällt und was das Kind bei Erlebnissen oder in bestimmten Situationen stört.

Die direkten Methoden zur Teilhabeerfassung Malen und Interview mit dem Kind entsprechen der ICF-Philosophie (vgl. Kap. 2.1.1), denn so kann das Kind seine persönliche Sicht zu seiner Partizipation am Leben mitteilen. Durch Malen können sich auch Kinder mit schweren Sprachstörungen zu ihrer Teilhabesituation äußern. Allerdings ist diese Methode bei Kindern mit feinmotorischen Auffälligkeiten nur schwer einsetzbar. Weiterhin gestaltet es sich beim Malen schwierig die Teilhabe differenziert zu erfassen. Hierfür scheint ein Interview besser geeignet zu sein. Ein Interview verlangt vom Kind allerdings, dass es die Interviewfragen und mögliche Antwort-Symbole versteht. Weiterhin muss es auf Fragen ohne Antwortvorgabe verbal antworten können. Manche der vorhandenen Interviews wie zum Beispiel das Interview von Walther (2009) und das SPAA-C von McLeod (2004) richten sich an der ICF aus. Jedoch lässt sich kein Interview mit dem Kind finden, welches die konkreten Teilhabe-Items der ICF-CY zu Grunde legt und speziell für Kinder der Frühförderung geeignet ist.

---

[5] Unter Warum-Fragen fallen alle Fragen nach Grund, Ursache und Zusammenhang mit Fragepronomen wie „warum, weshalb, weswegen, wieso, inwiefern, wofür, woher, wozu". Diese Definition gilt für die gesamte Masterarbeit.

2.4 Spannungsfeld Kindeswille und Kindeswohl in der Behandlungsplanung

In der Hinführung zum Theorieteil wurde bereits erklärt, weshalb die Thematisierung des Spannungsfeldes Kindeswille und Kindeswohl für die vorliegende Arbeit bedeutsam ist (vgl. Kap. 2). Nachstehend werden die Begrifflichkeiten Kindeswohl und Kindeswille im Kontext der Planung von medizinischen, therapeutischen und pädagogischen Behandlungen beleuchtet.

2.4.1 Kindeswille

Der Kindeswille wird definiert als „...die altersgemäße stabile und autonome Ausrichtung des Kindes auf erstrebte, persönlich bedeutsame Zielzustände" (Dettenborn, 2010: 66). Er beinhaltet die persönlichen Interessen des Kindes und unterliegt nicht unbedingt der Vernunft (Moritz, 1989). Bei der Planung einer medizinischen, pädagogischen oder therapeutischen Behandlung wird das Kind traditionell als eher passives Objekt betrachtet. Um Behandlungsinhalte festzulegen wird zumeist auf elterliche Beobachtungen und Aussagen vertraut anstatt diesbezüglich mit dem Kind zusammenzuarbeiten (Driessnack, 2006). So wird die kindliche Perspektive noch oft von Erwachsenen als unvollständig und nicht glaubwürdig aufgefasst (John, 2007). Bereits 1989 findet der kindliche Wille innerhalb der United Nations-Kinderrechtskonvention - einem Übereinkommen der Vereinten Nationen über die Rechte des Kindes - Eingang in den Gesetzestext. Der Artikel 12 „Berücksichtigung des Kindeswillens" sichert dem Kind ein Recht auf freie Meinungsäußerung zu allen Dingen, die das Kind berühren zu. Weiterhin soll die kindliche Meinung Berücksichtigung finden. Diese Rechte gelten für alle Kinder ohne Angabe einer Altersgrenze. Auch in der aktuellen Kindheitsforschung zeigt sich, dass das Kind nun immer mehr als eigenständiges Individuum anerkannt wird, welches eigene Bedürfnisse besitzt und selbstständig in sozialen Kontexten handelt (Hurrelmann & Bründel, 2003). Um den oben genannten Forderungen der United Nations nachzugehen, sollte demnach der Wille des Kindes auch bei der Planung von therapeutischen und pädagogischen Förderungen angehört und einbezogen werden. Dies entspricht der Vorstellung verschiedener Autoren wie zum Beispiel Henrichsen (2010), Holliday et al. (2009), Rothärmel (2009), Dockett und Perry (2005), Fegert et al. (2005), Alderson (2003), Büchner (2003) sowie Lenz (2001). Entgegen der traditionellen Ansicht ist der Blickwinkel des Kindes als glaubwürdig zu akzeptieren (Dockett and Perry, 2005). Laut Henrichsen (2010: 199), Holliday et al. (2009: 246) und Büchner (2003: 20) muss anerkannt werden, dass das Kind Experte bezüglich seines eigenen Lebens ist und einen eigenen Willen besitzt, den es vertreten darf. Die Perspektive des Kindes beinhaltet wichtige Informationen zu den Gedanken und zu den Gefühlen des Kindes (Holliday et al. 2009: 246). Kinder sind außerdem kompetent im Äußern ihrer Probleme und Wünsche (Lenz, 2001: 18ff). So sollte der Kindeswille im Rahmen der gesundheitlicher Versorgung des Kindes beachtet werden (Alderson, 2003: 45). Nach Henrichsen (2010: 199) können und wollen Kinder die Erwartungen sowie die Wünsche an die Behandlung schildern. Deshalb sollte das Kind im Bezug auf die Behandlungsplanung angehört werden, um den kindlichen Blickwinkel zu verstehen und dadurch eine Behandlung anbieten zu können, von der das Kind profitiert (Dockett and Perry, 2005; Fegert et al., 2005: 120). Nur so können die wahren Anliegen des Kindes in der Behandlungsplanung berücksichtigt werden, anstatt die von den Erwachsenen angenommenen Bedürfnisse (Dockett and Perry, 2005; Fegert et al., 2005: 120). Laut Holliday et al. (2009: 259) sollten alle Kinder, unabhängig von ihrem Entwicklungs- und Gesundheitszustand, die Möglichkeit bekommen ihren Willen äußern zu können. Rothärmel (2009) stellt fest, dass die Einbindung des Kindeswillens in die medizinisch-therapeutische Behandlungsplanung, die Therapiemotivation merklich steigert.

2.4.2 Kindeswohl

Für den Begriff Kindeswohl gibt es keine konkrete Definition. Das Kindeswohl ist gewährleistet, wenn folgende Rahmenbedingungen erfüllt sind (Lothar, 2009: 179):
Die körperlichen Bedürfnisse des Kindes werden befriedigt. Das Kind bekommt Sicherheit und erfährt keine Gewalt. Weiterhin hat es stabile soziale Beziehungen sowie sichere Bindungen und erfährt Anerkennung. Das Kind kann die Umwelt entdecken und erhält eine gute Bildung sowie Wissensvermittlung. Es erhält Möglichkeiten zur Entwicklung. Außerdem kann das Kind selbstbestimmt leben, sich selbst verwirklichen und seine Gesundheit wird geschützt (Dettenborn, 2010: 50f). Die Kinderrechtskonvention der United Nations (1989) fordert die Sicherung des Kindeswohles unter anderem innerhalb verschiedener Artikel, die sich mit den Bereichen Behinderung (Artikel 23), Bildung (Artikel 29) und Gesundheit (Artikel 39) befassen. Im Artikel 23 „Förderung behinderter Kinder" wird die Pflicht zur Unterstützung der kindlichen Selbstständigkeit und der Erleichterung der Teilnahme am gemeinschaftlichen Leben bei Kindern mit Behinderung festgeschrieben, um deren Kindeswohl zu gewährleisten. Weiterhin soll bei diesen Kindern die geistige und die kulturelle Entwicklung gefördert werden. Artikel 29 der Kinderrechtskonvention „Bildungsziele; Bildungseinrichtungen" besagt, dass zur Sicherung des Kindeswohles „...die Bildung des Kindes darauf gerichtet sein muss...die Persönlichkeit, die Begabung und die geistigen und körperlichen Fähigkeiten des Kindes voll zur Entfaltung zu bringen...". Der Artikel 39 befasst sich mit der

„Genesung und Wiedereingliederung geschädigter Kinder". Hierbei wird Folgendes zum Wohle des Kindes festgelegt: „Die Vertragsstaaten treffen alle geeigneten Maßnahmen, um die physische und psychische Genesung und die soziale Wiedereingliederung eines Kindes zu fördern, das Opfer irgendeiner Form von Vernachlässigung...geworden ist."

Im Rahmen der therapeutischen und pädagogischen Förderung sollte das Kindeswohl gesichert werden.

2.4.3 Konflikte Kindeswille und Kindeswohl

In den vorangegangen Abschnitten wurde dargestellt, was unter den Begrifflichkeiten Kindeswille (vgl. Kap.2.4.1) und Kindeswohl (vgl. Kap. 2.4.2) zu verstehen ist. Bei der Behandlungsplanung erscheint es wichtig beide Komponenten zu beachten. So soll die pädagogisch-therapeutische Förderung dem Kindeswohl unter Berücksichtigung des kindlichen Willens dienen. Dies verläuft unkompliziert, insofern sich der Kindeswille mit Aspekten zum Kindeswohl deckt. Doch wie soll gehandelt werden, wenn dies nicht der Fall ist? Was ist, wenn sich das Kind Dinge wünscht, die nicht mit dem Wohl des Kindes konform gehen? Was passiert, wenn das Kind wie von Fegert et al. (2005: 120) befürchtet, bestimmte Förderinhalte ablehnt, die aus Sicht des Erwachsenen zum Kindeswohl nötig sind? Diese möglichen Konflikte sehen auch verschiedene Autoren wie Dettenborn (2010), Pluto (2007), Fegert et al. (2005), Spangler (2005), Alderson (2003), Diehl (2003), Vollmann (2003), Zitelmann (2001), Liebau (1999), Dickenson und Jones (1995) sowie Lüscher und Lange (1992). Für Zitelmann (2001: 51) liegt die Spannung darin, dass auf der einen Seite der Wille des Kindes steht und auf der anderen Seite die Erziehungsbedürftigkeit des Kindes. Auch Lüscher und Lange (1992) sehen dieses Konfliktpotential, da der Erwachsene einerseits die Pflicht hat, das Kind zu schützen und Fürsorge für es zu leisten und andererseits existiert die Autonomie des Kindes, die es zu wahren gilt. Pluto (2007: 43) betont hierbei die besondere Schwierigkeit innerhalb der Pädagogik. So hat diese die Aufgabe das Kind auf das Leben vorzubereiten, um dessen Wohl zu sichern, denn Kinder befinden sich noch in der Entwicklung (Büchner, 2003: 21). In der Therapie- und Förderplanung können diese Konflikte zwischen Kindeswohl und Kindeswille entstehen, da das Kind im Bereich der Kognitionen noch nicht auf dem Entwicklungsstand eines Erwachsenen sei (vgl. Spangler, 2005; Vollmann, 2003; Dickenson & Jones, 1995). So könne das Kind seine Wünsche, seine Bedürfnisse und seinen Willen ausdrücken, aber aufgrund kognitiver Fähigkeiten sei die Fähigkeit zur Selbstbestimmung noch nicht vollständig gegeben (Vollmann, 2003: 55f). Nach Spangler (2005: 147) sowie Dickenson und Jones (1995) fehlen dem

Kind noch die kognitiven Kompetenzen, die Behandlung sowie deren Konsequenzen und die Folgen einer Nichtbehandlung vollständig zu verstehen. Weiterhin kann das Kind laut Spangler (2005: 147) noch nicht erfassen, dass Risiken für eine Störung des Wohlbefindens in der Zukunft liegen können. So treffe ein Kind Entscheidungen oft aufgrund aktueller Bedürfnisse und Wünsche (Spangler, 2005: 155). Spangler (2005: 151) meint ferner, dass ein Kind nur ein einfaches Verständnis von Krankheiten sowie deren Ursachen und deren Behandlung besitzen. Demnach kann es auch Behandlungsalternativen noch nicht abwägen. Dettenborn (2010: 65) stellt sich zurecht die folgenden Fragen: „Heißt also Kindeswohl anzustreben gar nicht, den Kindeswillen umzusetzen? Oder doch?" Denn es bleibt für die Behandlungsplanung unklar, wie das Verhältnis zwischen dem Einfluss des Erwachsenen und dem Willen des Kindes ist. Dettenborn (2010: 82) versucht selbst Antworten auf seine obigen Fragen zu finden, indem er vorschlägt den Kindeswillen anzuerkennen, aber auch orientiert am Kindeswohl zu handeln. Wie stark nun der Kindeswille berücksichtigt wird, unterliegt der Kontrolle der Erwachsenen (Fegert et al., 2005: 118). Das Kind sollte mitwirken und selbstbestimmt sein können, aber im pädagogischen Bereich kann sich nicht nur am Kindeswillen ausgerichtet werden (Dettenborn, 2010: 64). Die Umsetzung des kindlichen Willens „...darf sich nicht zum Nachteil des Kindes auswirken. Sie ist mit anderen Einflussgrößen zu verknüpfen ins Verhältnis zum Kindeswohl...zu setzen." (Dettenborn, 2010: 65). Auch Alderson (2003: 46) mahnt die kindliche Kompetenz therapeutische Entscheidungen zu treffen weder zu über- noch zu unterschätzen und plädiert für ein Zusammenwirken von Kindeswille und Kindeswohl. Dem stimmen Diehl (2003) und Liebau (1999) zu. Laut Diehl (2003: 168) sollen außerdem sowohl das aktuelle als auch das zukünftige Kindeswohl und die kindliche Entwicklung bei Entscheidungen im medizinisch-therapeutischen Bereich berücksichtigt werden. Ebenso findet Liebau (1999: 36, 38, 178) eine Ausrichtung des pädagogischen Handelns am zukünftigen Kindeswohl sinnvoll. Dabei sollte laut dem Autor eine Balance zwischen dem pädagogischen Handeln, dass sich am zukünftigen Wohl des Kindes ausrichtet und dem aktuellem kindlichen Willen herrschen. Aber auch sollte im umgekehrten Falle die Befriedigung des gegenwärtigen Kindeswillens das Kindeswohl in der Zukunft nicht gefährden (Liebau, 1999: 36, 38, 178).

2.5 Interviews mit Vorschulkindern

Nachstehend werden die Voraussetzungen des Kindes zur Durchführung eines verbalen Interviews aufgeführt (vgl. Kap. 2.5.1) und es werden die Besonderheiten bei der Gestaltung von Interviews mit Vorschulkindern dargestellt (vgl. Kap. 2.5.2).

2.5.1 Eigenschaften des interviewfähigen Kindes

Verschiedene Autoren wie zum Beispiel Dehn-Hindenberg (2010), Walther (2009), Krüger und Grunert (2001), Heinzel (2000) sowie Yarrow (1960) gehen davon aus, dass bei Kindern ab einem Alter von vier Jahren verbale Interviews durchgeführt werden können. Bei jüngeren Kindern sind Interviews laut Yarrow (1960) nur über das Auswählen von Bildern oder über Puppenspiel möglich. Ab vier Jahren lassen es die kindlichen Fähigkeiten in den Bereichen Sprache, Konzentration, Emotionen und Kognitionen nach Walther (2009: 25) zu, ein Interview mit dem Kind durchzuführen. Die Kompetenzen eines physiologisch entwickelten Vierjährigen werden im Folgenden geschildert, um aufzuzeigen, welche kindlichen Eigenschaften die oben genannten Autoren als notwendig zum Führen von Interviews erachten. Dabei werden auch die Besonderheiten vierjähriger Kinder genannt, die laut Walther (2009: 25) bei der Konstruktion und Anwendung von Interviews für diese Altersgruppe bedacht werden sollten. Im Bereich Kognitionen befindet sich ein vierjähriges Kind nach Piaget (1995) im voroperatorischen Stadium (4-7 Jahre). Dabei weist das Kind noch ein eingeschränktes abstraktes Denken auf. Weiterhin ist die Wahrnehmung für das Vorschulkind bedeutsamer als die Logik, sodass das logische Denken noch eingeschränkt ist (Piaget, 1995). Die Wahrnehmungen des Kindes können Erinnerungen verzerren (Trautmann, 2010: 50ff). Das Vorschulkind hat außerdem nicht vollständig erfasst, dass Ereignisse prozesshaft sind und sein Denken ist noch sehr an die Gegenwart gebunden. Es erfasst ferner nicht alle Aspekte einer Situation (Piaget, 1995). Weiterhin steht für das Vorschulkind die eigene Perspektive im Fokus und das Kind hat ein selbst-zentriertes Verständnis von der Welt, was als Egozentrismus bezeichnet wird (Piaget, 1995). Deshalb berücksichtigt das Kind nicht, dass ein Gesprächspartner nicht die gleichen Hintergrundinformationen hat, die das Kind selbst besitzt (Delfos, 2004: 34). Das kindliche Gedächtnis ist zwar noch in der Entwicklung, es ist aber schon gut ausgebildet für Ereignisse, die das eigene Leben betreffen (Goswami, 2001: 235ff). Das Vorschulkind kann sich Fragen innerhalb eines Interviews merken, um darauf zu antworten (Trautmann, 2010: 50ff). Nach Wertfein (2006) sowie Petermann und Wiedebusch (2003) können Kinder ab vier Jahren ihre Grundemotionen wie Freude oder Trauer, aber auch differenziertere Emotionen wie Scham und Nervosität ausdrücken. Bei vierjährigen Kindern werden Aufmerksamkeit und Konzentration durch interessante Umweltreize gesteuert. Ab fünf Jahren erfolgt diese Steuerung bewusster, wobei das Vorschulkind weiterhin durch Reize aus der Umwelt leicht ablenkbar ist (Wagner, 1991). Bei Vorschulkindern ist die Konzentrationsdauer innerhalb von Interviews noch eingeschränkt (Trautmann, 2010: 91). Bezüglich der Sprachentwicklung hat ein Kind mit vier Jahren alle Phone und Phoneme des Deutschen erworben. Es sind lediglich noch Schwierig-keiten bei /ʃ, ç/ bis 4;11 Jahre möglich (Fox, 2007: 63f). Das vierjährige Kind kann alle Wortarten produzieren. Es spricht circa 2.000 Wörter und versteht ungefähr 6.000 bis 8.000 Wörter (Owens, 2008). Das Vorschulkind kann aber noch nicht alles präzise ausdrücken (Vogl, 2012: 331; Trautmann, 2010: 52). Ab vier Jahren kann das Kind komplexe Sätze und Fragen mit verschiedenen Interrogativpronomen (W-Fragen) ver-stehen (Penner & Kölliker Funk, 1998). Schwierigkeiten bereiten noch Warum-Fragen (Vogl, 2012) sowie Sätze mit Vor- und Nachzeitigkeit (Gebhardt, 2001). Mit vier Jahren ist die produktive Syntaxentwicklung weitestgehend abgeschlossen und alle Satzarten können gebildet werden (Jordens, 2012; Penner & Kölliker Funk, 1998; Clahsen, 1982). Im Bereich der Textgrammatik befindet sich ein vier Jahre altes Kind im Er-werbsprozess der aktiven Erzählfähigkeit. Beim Erzählen werden die Handlungen noch ohne Gewichtung aneinander gereiht (Siegmüller et al., 2012; Trautmann, 2010: 52; Trabasso & Stein, 1997). Weiterhin erzählt das Kind das Problem der Geschichte noch nicht selbstständig, aber auf Nachfrage (Siegmüller et al., 2012; Trabasso & Nickels, 1992). Ab fünf Jahren können Erzählungen korrekt aufgebaut sowie gewichtet werden und das Problem einer Geschichte wird dargestellt (Siegmüller et al., 2012; Reuterski-öld Wagner et al., 1999). Innerhalb der Pragmatik erkennt das Vorschulkind noch nicht immer die Sprecherintention. Präsuppositionen, also die Anpassung des Gesagten an das Hintergrundwissen des Adressaten sind ab vier Jahren möglich, aber dabei erfolgt noch keine Feinabstimmung (Meibauer, 2013). In Interviews kann es zu Themen-sprüngen (Vogl, 2012: 128f) und zu Missverständnissen kommen, aufgrund mangeln-der Bedeutungsäquivalenz von Wörtern und Fragen zwischen Kind und Interviewer. So versteht das Vorschulkind häufig Bedeutungen von Wörtern oder Sätzen noch anders als Erwachsene (Vogl, 2012: 116ff).

2.5.2 Besonderheiten der Interviewgestaltung

Dieser Abschnitt befasst sich mit den besonderen Kennzeichen von Interviews mit Vorschulkindern. Diese ergeben sich aus den Entwicklungsmerkmalen bei jungen Kin-dern, die im vorangegangenen Abschnitt dargestellt wurden (vgl. Kap. 2.5.1).

2.5.2.1 Leitfadeninterview

Als Interviewart wird bei jüngeren Kindern von verschiedenen Autoren wie beispiels-weise Vogl (2012), Trautmann (2010), Delfos (2004), Roux (2002) und Lenz (2001) das Leitfadeninterview empfohlen. Es

„… ist für die Arbeit mit Kindern hervorragend zu benutzen. Grundsätzlich impliziert es dem zu Interviewenden Erkenntnisinteresse…Das Kind kann als partieller Experte unbeeinflusst Auskünfte erteilen, seiner Meinung Kontur verleihen und bei Nachfragen Vertiefungen anbieten." (Trautmann, 2010: 74).

Das Leitfadeninterview schafft Flexibilität, Offenheit und eine lockere Gesprächsatmosphäre für das Kind. Es ist anwendbar, wenn konkrete Aussagen zu einem bestimmten Gegenstand gewonnen werden sollen (Flick, 1999: 114). Im Vorfeld des Interviews wird ein Interviewleitfaden erstellt. Dazu werden Themenkomplexe gebildet, zu denen Schlüsselfragen konstruiert werden (Mayer, 2013: 45; Trautmann, 2010: 74). So haben die gewonnenen Daten eine Struktur (Flick, 1999: 112ff). Die Reihenfolge sowie der Wortlaut der Fragen muss nicht eingehalten werden und der Interviewer kann in der Situation nachfragen oder andere Gesprächsinhalte ansprechen (Flick, 1999: 112ff). Weiterhin darf der Befragte vom Thema abweichen und eigene Gesprächsthemen einbringen. Der Interviewer entscheidet über eine Rückkehr zu den geplanten Interviewinhalten (Flick, 1999: 112ff). Dies sichert die oben genannten Punkte Offenheit und Flexibilität während der Interviewdurchführung (Trautmann, 2010: 74; Flick, 1999: 113). Das Ergebnis des Leitfadeninterviews sind Antworten, die nicht standardisiert sind (Trautmann, 2010: 74). Delfos (2004: 126) schlägt für die Gesprächsführung mit jungen Kindern unter acht Jahren den in Abbildung 1 dargestellten Aufbau vor:

Aufbau Interview mit Kindern

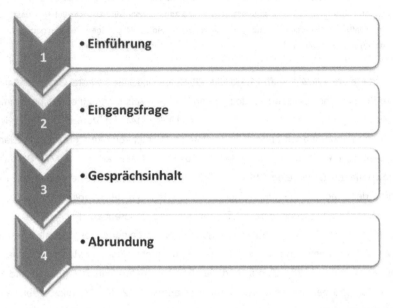

1 • Einführung

2 • Eingangsfrage

3 • Gesprächsinhalt

4 • Abrundung

(aus: Delfos, 2004: 126)

Abbildung 1: Aufbau Interview mit Kindern

Das Interview beginnt mit einer Einführung (Delfos, 2004: 126, vgl. Abb. 1). Dies wird auch von Balloff (2004) und Lenz (2001) empfohlen. Innerhalb der Einführung stellen sich Interviewer und Kind einander vor. Dem Kind wird das Interviewerziel und seine Aufgabe beim Interview erklärt. Weiterhin können Angaben zur Interviewdauer gemacht werden. So wird dem Kind der Gesprächsrahmen verdeutlicht und es kann in der Interviewsituation ankommen (Delfos, 2004: 133-142). Nach der Einführung wird die Eingangsfrage (vgl. Abb. 1) gestellt, um das Kind auf die Gesprächsthemen einzustimmen. Die Interviewerin stellt eine Frage, die Bezug zu den Themen des Interviews besitzt und für das Kind einfach zu beantworten ist (Delfos, 2004: 144). An die Eingangsfrage schließt sich der Gesprächsinhalt an (vgl. Abb. 1), der den Kernbereich des Interviews darstellt. Er enthält die Schlüsselfragen (Delfos, 2004: 126). Am Schluss des Interviews steht die Abrundung (vgl. Abb.1). Hier wird das Ende des Gespräches angekündigt, das Interview kurz zusammengefasst und dem Kind wird Lob sowie Dank für seine Teilnahme ausgesprochen. Gegebenenfalls kann noch mit dem Kind gespielt werden, um das Interview ausklingen zu lassen (Delfos, 2004: 149).

2.5.2.2 Kommunikationsbedingungen

Bei Interviews mit Vorschulkindern sollten besondere Kommunikationsbedingungen beachtet werden. So wird von verschiedenen Autoren empfohlen, Spielen in das Interview zu integrieren (Vogl, 2012; Trautmann, 2010; Balloff, 2004; Delfos, 2004). Balloff (2004) und Delfos (2004: 74) schlagen vor, das Interview mit Spielen zu kombinieren. Allerdings sollten keine Regel- oder zu ablenkende Spiele verwendet werden. Eine andere Möglichkeit ist, das gesamte Interview als Spiel zu gestalten (Vogl, 2012: 33; Delfos, 2004: 93). Trautmann (2010: 15, 66), McLeod (2004) sowie Krüger und Grunert (2001: 136) raten dazu, Fragen visuell durch die Verwendung von Materialien und nonverbalen Elementen zu unterstützen. Dabei können zum Beispiel Puppen, Rollenspiele, Bilder, Fotos und Gegenstände eingesetzt werden. Der Interviewer sollte dem Kind bekannt sein, da nach Trautmann (2010:101) Kinder im Erstinterview mit fremden Personen Probleme haben eine Beziehung aufzubauen. Weiterhin sprechen sie nur wenig und benötigen eine lange Aufwärmphase. Das Interview sollte an einem für das Kind vertrauten Ort stattfinden, um Sprechhemmungen entgegen zu wirken (Delfos, 2004: 129). Die Interviewlänge sollte an der individuellen kindlichen Konzentrationsdauer ausgerichtet werden und bei Vorschulkindern sollte die Anzahl der Fragen so gering wie möglich sein (Trautmann, 2010: 66, 91). Laut Vogl (2012) und Delfos (2004: 127) sollte das Interview bei Vorschulkindern aus maximal 30 Minuten Sprechzeit bestehen. Weiterhin sollte kein Zeitdruck herrschen, sondern es sollte lieber ein weiterer Interviewtermin mit dem Kind vereinbart werden (Balloff, 2004; Delfos, 2004: 127). Delfos (2004: 73, 78) betont die Wichtigkeit des Haltens von Blickkontakt und des Sitzens auf Augenhöhe mit dem Kind, um dem Kind zu vermitteln, dass es ein gleichwertiger Gesprächspartner ist. Dehn-Hindenberg (2010: 79) rät dazu, immer wieder Motivation durch Spiel, Lob und Belohnung zu schaffen. Weiterhin wird der Einsatz von Metakommunikation als wichtig erachtet, um dem Kind immer wieder den Gesprächsrahmen zu erklären (Dehn-Hindenberg, 2010: 79; Delfos, 2004: 145). Das Kind sollte nicht im Reden unterbrochen werden (Delfos 2004:73). Außerdem kann dem Kind beim Formulieren von Antworten geholfen werden, um bei Problemen gemeinsam die richtigen Formulierungen zu finden (Dehn-Hindenberg, 2010: 79; Delfos, 2004: 119)

2.5.2.3 Fragenverständlichkeit

Fowler und Cannell (1996: 15) geben fünf Standards für Fragen aus Fragebögen vor, die auch für Interviewfragen angewendet werden können:

1. Der Befragte versteht die Frage wie vom Interviewer intendiert.
2. Der Befragte hat Zugang zu den Informationen, die für die Fragenbeantwortung nötig sind.
3. Der Befragte kann Informationen abrufen, um die Antwort bereit zu stellen.
4. Der Befragte kann Informationen, die er besitzt, in die nötige Form zur Fragen-beantwortung bringen.
5. Der Befragte möchte eine korrekte Antwort geben.

Die Erfüllung dieser Standards ist auch für Fragen, die sich an Vorschulkinder richten, wünschenswert. Hierbei sind aber aufgrund des kindlichen Entwicklungsstandes (vgl. Kap. 2.5.1) folgende Faktoren zu berücksichtigen: Hinsichtlich Punkt 1 könnte es bei Vorschulkindern wegen des kognitiven Niveaus (vgl. Piaget, 1995), des sich noch in der Entwicklung befindlichen Sprachverständnisses (vgl. Vogl, 2012; Gebhardt, 2001) und möglicher Differenzen innerhalb der Bedeutungsäquivalenz zwischen Kind und Erwachsenem (vgl. Vogl, 2012) zu Komplikationen im Fragenverständnis kommen (vgl. Kap. 2.5.1). Bei Punkt 2 und 3 könnten aufgrund des kognitiven Entwicklungsstandes des Kindes Probleme entstehen (vgl. Piaget, 1995 in Kap. 2.5.1). Deshalb ist es wich-tig nachstehende Hinweise bei der Interviewentwicklung zu berücksichtigen, um die ersten drei Punkte der Fragenstandards von Fowler und Cannell (1996: 15) bestmög-lich erfüllen zu können: Laut Vogl (2012: 100) und Trautmann (2010: 101) sind bei Kin-dern Nachfragen nötig, um die gewünschten Informationen zu erhalten. Insbesondere muss bei temporalen und modalen Angaben des Kindes nachgefragt werden. Weiter-hin sollte der Anteil an Warum-Fragen, wenn möglich gering gehalten werden, da diese noch häufig nicht korrekt verstanden werden (Vogl, 2012; vgl. Kap. 2.5.1). Die Fragen-formulierung sollte sich nach Lenz (2001) am kindlichen Entwicklungsniveau orientie-ren. Wörter und Syntax sollten einfach sein (Vogl, 2012: 154; Dehn-Hindenberg, 2010: 77; Balloff, 2004; Delfos, 2004: 118). Laut Dehn-Hindenberg (2010: 77, 79) ist es wich-tig, bei der Fragenerstellung offene und geschlossene Fragen im Wechsel anzubieten. Weiterhin sollte nur ein Gedanke pro Frage geäußert werden (Balloff, 2004). Vogl (2012: 225) betont die Wichtigkeit der Konstruktion von Fragen mit großer Nähe zur kindlichen Erfahrungswelt. Punkt 4 der Standards für Fragen (Fowler & Cannell, 1996: 15) kann bei Vorschulkindern schwierig sein, da sich ihre Erzählfähigkeit noch in der

Entwicklung befindet (vgl. Siegmüller et al., 2012; Trautmann, 2010; Trabasso & Stein, 1997) und der Wortschatz laut Vogl (2012) sowie Trautmann (2010) noch nicht vollständig ausdifferenziert ist (vgl. Kap. 2.5.1). Der Interviewer kann dem Kind allerdings beim Formulieren von Antworten helfen (vgl. Dehn-Hindenberg, 2010; Delfos, 2004 in Kap. 2.5.2.2) Auch nonverbale Antwortmöglichkeiten können zugelassen (Dehn-Hindenberg, 2010: 79; Delfos, 2004: 75) und Antwortskalen mit Symbolen eingesetzt werden (Walther, 2009; McLeod, 2004). Im Hinblick auf Punkt 5 der Fragenstandards (Fowler & Cannell, 1996: 15) liegt bei Kindern eine gute Reliabilität bezüglich ihrer Aussagen vor (Vogl, 2012: 326). Nur bei Angaben zu Häufigkeit, Menge und Zeit ist die Reliabilität bei Vorschulkindern gering, weshalb Fragen danach vermieden werden sollten (Vogl, 2012: 97). In den seltensten Fällen geben Vorschulkinder mit Absicht falsche Antworten oder erzählen Dinge aus ihrer Fantasie (Trautmann, 2010: 99). Es gibt allerdings bei Vorschulkindern gewisse Tendenzen sozial erwünschte Antworten zu geben, bei geschlossenen Fragen mit „Ja" zu antworten und vorschnell zu antworten (Trautmann, 2010: 98f, 108f). Suggestivfragen, welche die Antwort vorweg nehmen (z. Bsp.: „Natürlich hat dir das Malen gut gefallen?") sollten wegen verfälschter Antworten durch das Kind vermieden werden (Trautmann, 2010: 74). Allerdings findet Vogl (2012: 326) bei Kindern im Vorschulalter nur ganz selten Hinweise auf sozial erwünschte Antworten und eine Beeinflussung der Antworten bei Suggestivfragen. Um sozial erwünschte Antworten sowie starres „Ja"-Sagen bei den Kindern zu vermeiden, sind offene Fragen besser geeignet. Dabei können die Kinder freier und weniger beeinflusst erzählen als bei geschlossenen Fragen (Trautmann, 2010: 74, 98f, 108f).

3 Fragestellungen und Hypothesen

Im Rahmen der Masterarbeit wird ein Interview mit Frühförderkindern zur Erfassung ihrer Teilhabesituation sowie ihrer -wünsche auf Basis der 101 Teilhabe-Items der „ICF-CY-Checklisten für das Kindes- und Jugendalter (3-6)" (Deutsche interdisziplinäre Arbeitsgruppe zur ICF-Adaption für den Kinder- und Jugendbereich, 2012; vgl. Kap. 2.2.2) entwickelt, denn dieses Core-Set ist von einer Expertengruppe unter anderem für die Nutzung im Frühförderbereich explizit hergestellt wurden. Der Bedarf nach einem Instrument zur direkten Einschätzung der Teilhabe bei Frühförderkindern zeigt sich durch die Literaturrecherche (vgl. Kap. 2.2.2 & 2.3). Die Betrachtung der Fragenverständlichkeit im Anschluss an die Konzeption des Interviews ist insbesondere bei Vorschulkindern mit Frühförderung von großem Interesse, da für diese Zielgruppe keine eigenen Interviews bekannt sind (vgl. Kap. 2.2.2 & 2.3) und diese Kinder nicht immer die Voraussetzungen zum Führen von Interviews aus der Literatur erfüllen (vgl. Kap. 2.5.1). Diese Aspekte sind Motivator für die folgenden Fragestellungen und Hypothesen der vorliegenden Masterarbeit.

3.1 Fragestellungen

Wieviele adäquate und nicht adäquate Antworten[6] geben die drei interviewten fünfjährigen Kinder mit Frühförderung jeweils innerhalb des entwickelten Interviews?

1. Falls Warum-Fragen gestellt werden, unterscheiden sich dann je Kind die relativen Häufigkeiten adäquater Antworten zwischen Warum-Fragen und Fragen, die keine Warum-Fragen sind, signifikant voneinander?
2. Unterscheiden sich je Kind die relativen Häufigkeiten adäquater Antworten zwischen Nachfragen und Fragen, die keine Nachfragen sind, signifikant voneinander?
3. Unterscheiden sich je Kind die relativen Häufigkeiten adäquater Antworten zwischen den Fragen zur Teilhabe und den weiteren Interviewfragen signifikant voneinander?
4. Unterscheiden sich je Kind innerhalb der Schlüsselfragen des Gesprächsinhaltes die relativen Häufigkeiten adäquater Antworten zwischen den verschiedenen Teilhabe-Themen signifikant voneinander?

---

[6] Für die vorliegende Masterarbeit gelten die Definitionen nach Fowler und Cannell (1996:29): „adäquate Antwort" = Befragter gibt Antwort, die Ziel der Frage entspricht; „nicht adäquate Antwort" = Unterbrechung, Klärung, eingeschränkte Antwort, inadäquate Antwort, „weiß nicht", Antwortverweigerung.

3.2 Hypothesen

Da bei der Konzeption des Interviews Hinweise aus der Literatur (vgl. Kap. 2.5) berücksichtigt werden, wird davon ausgegangen, dass die drei interviewten fünfjährigen Jungen mit Frühförderung innerhalb des entwickelten Interviews prozentual mehr adäquate als nicht adäquate Antworten geben.

1. Falls Warum-Fragen gestellt werden, geben die einzelnen Kinder auf diese prozentual signifikant geringer adäquate Antworten als auf Fragen, die keine Warum-Fragen sind (vgl. Vogl, 2012 in Kap. 2.5.1).

2. Die einzelnen Kinder antworten auf Nachfragen prozentual signifikant häufiger adäquat als auf Fragen, die keine Nachfragen sind (vgl. Vogl, 2012; Trautmann, 2010 in Kap. 2.5.2.3).

3. Bei keinem der Kinder unterscheiden sich die relativen Häufigkeiten adäquater Antworten zwischen den Fragen zur Teilhabe und den weiteren Interviewfragen signifikant voneinander. Da in die Entwicklung der Teilhabe-Fragen Informationen aus der Literatur diesbezüglich einfließen (vgl. Kap. 2.5), wird angenommen, dass die Fragen zum Thema Teilhabe genauso gut verstanden werden wie andere Fragen.

4. Bei keinem der Kinder unterscheiden sich innerhalb der Schlüsselfragen des Gesprächsinhaltes die relativen Häufigkeiten adäquater Antworten zwischen den verschiedenen Teilhabe-Themen signifikant voneinander. Alle Schlüsselfragen werden unter Beachtung der Hinweise aus der Literatur konzipiert (vgl. Kap. 2.5), weshalb davon ausgegangen wird, dass bei allen Themen eine gleich gute Fragenverständlichkeit vorliegt.

4 Entwicklung Interview

Um die Fragestellungen zu beantworten (vgl. Kap. 3.1), muss das Interview zur Erfassung der Teilhabesituation und der -wünsche bei Kindern mit Frühförderung zunächst entwickelt werden. In diesem Kapitel wird der Prozess der Interviewentwicklung detailliert geschildert.

4.1 Gruppendiskussion zur Auswahl der Teilhabe-Items aus der „ICF-CY-Checkliste für das Kindes- und Jugendalter (3-6)" für das Interview

Alle 101 Teilhabe-Items der „ICF-CY-Checklisten für das Kindes- und Jugendalter (3-6)" (Deutsche interdisziplinäre Arbeitsgruppe zur ICF-Adaption für den Kinder- und Jugendbereich, 2012) innerhalb eines Interviews mit dem Kind abzufragen, erscheint nicht realistisch im Bezug auf die Konzentrationsfähigkeit eines Vorschulkindes. Weiterhin soll bei Vorschulkindern die Fragenanzahl so gering wie möglich gehalten werden (vgl. Kap. 2.5.2.2). Das Ziel des zu entwickelnden Interviews besteht darin, die Angaben des Kindes zur Teilhabe bei der Planung der Frühförderung zu nutzen. Unter Berücksichtigung der Literatur zum Thema Kindeswille versus Kindeswohl, sollte ein Vorschulkind allerdings nicht vollständig über seine Förderinhalte bestimmen (vgl. Kap. 2.4). Innerhalb des Interviews sollte der Kindeswille (vgl. Kap. 2.4.1) deshalb nur bei Teilhabe-Items erfasst werden, bei denen eine Ablehnung der Förderung durch das Kind dem Kindeswohl nicht entgegen steht (vgl. Kap. 2.4.3). Dies führt auch zu der gewünschten Reduktion der Items für das Interview. Um die Teilhabe-Items der „ICF-CY-Checklisten für das Kindes- und Jugendalter (3-6)" (Deutsche interdisziplinäre Arbeitsgruppe zur ICF-Adaption für den Kinder- und Jugendbereich, 2012) zu identifizieren, bei denen der Kindeswille unter Beachtung des Kindeswohles gänzlich beachtet werden kann, wird die qualitative Forschungsmethode „Gruppendiskussion" eingesetzt. Eine Gruppendiskussion oder auch Focus Group genannt, ist nach Lamnek (1998: 34): „... ein Gespräch einer Gruppe zu einem bestimmten Thema unter Anleitung eines Moderators unter „Labor"-Bedingungen." Diese Methode wird gewählt, da es sich um einen neuen Untersuchungsgegenstand handelt, der eine Diskussion nötig erscheinen lässt.

4.1.1 Teilnehmer

Die Gruppendiskussion erfolgt mit fünf Mitarbeiterinnen (4 Pädagoginnen, 1 Therapeutin) aus dem Team der Frühförderstelle, in der die Autorin der vorliegenden Masterarbeit als Logopädin tätig ist. Es erscheint sinnvoll Frühförderstellenmitarbeiter als Diskutanten festzulegen, da sie direkt vom zu diskutierenden Thema betroffen sind. Im Rahmen eines Vorgespräches wird den Frühförderstellenmitarbeiterinnen, wie von Lamnek (1998: 92, 117) zur Erhöhung der Motivation und Betroffenheit vorgeschlagen, Hintergrundwissen zur Gruppendiskussion vermittelt. Dabei erklärt die Forscherin den Anwesenden die Inhalte ihrer Masterarbeit sowie die Begrifflichkeiten Kindeswohl und Kindeswille und beantwortet Fragen diesbezüglich. Allen Diskussionsteilnehmerinnen sind die ICF sowie die ICF-CY bekannt. Im Vorgespräch werden die Teilnehmerinnen darüber aufgeklärt, dass eine Videoaufnahme zur Gruppendiskussion erfolgt, dass Datenschutzbestimmungen zur Anonymisierung der Teilnehmerinnen eingehalten werden und dass eine Einverständnserklärung[7] zu unterzeichnen ist.

4.1.2 Durchführung

Laut Morgan (1988) sind ein bis zwei Stunden für eine Focus Group-Sitzung optimal. Für die Gruppendiskussion mit den Frühförderinnen werden 80 Minuten angesetzt. Diese Zeit entspricht der Teamzeit, welche für die Diskussionsrunde zur Verfügung steht und wird innerhalb der Durchführung eingehalten. Die Diskussion wird per Video aufgezeichnet, was eine genaue Analyse im Nachhinein ermöglicht. Die Forscherin übernimmt die Rolle der Moderatorin.

4.1.3 Diskussionsleitfaden

Die Gruppendiskussion besteht - wie von Lamnek (1998:90) für strukturierte Gruppendiskussionen vorgeschlagen - aus Eröffnung, Eisbrecherfragen, Einleitung, Überleitung, Schlüsselfragen und Schlussfragen. Kern der Gruppendiskussion bildet der Bereich Schlüsselfragen. Hierbei benennt die Moderatorin jedes Item der „ICF-CY-Checkliste für das Kindes- und Jugendalter (3-6)" (Deutsche interdisziplinäre Arbeitsgruppe zur ICF-Adaption für den Kinder- und Jugendbereich, 2012) und definiert es knapp entsprechend der angefügten Erklärung aus der ICF-CY. Bei Bedarf gibt die Moderatorin zusätzliche Erläuterungen. Zu jedem Checklisten-Item (Deutsche interdisziplinäre Arbeitsgruppe zur ICF-Adaption für den Kinder- und Jugendbereich, 2012)

---

[7] Die unterschriebenen Einverständniserklärungen der Diskussionsteilnehmerinnen liegen der Autorin der Masterarbeit vor. Aus Datenschutzgründen befinden sie sich allerdings nicht im Anhang der Arbeit.

fragt die Moderatorin die Gruppe, ob drei- bis sechsjährige Förderkinder unter Berücksichtigung des Kindeswohles entscheiden dürfen, hier gefördert zu werden oder nicht. Dabei soll eine kurze Begründung für die jeweilige Entscheidung abgegeben werden. Bezüglich der Schlüsselfragen wird angestrebt, dass sich die Gruppe einigt, um die Gruppenmeinung des Expertenteams als Aussage zu erhalten.

4.1.4 Datenanalyse

Bei der Datenanalyse wird eine deskriptiv-reduktive Analyse verwendet: die Cut-and-Paste-Technik von Stewart und Shamdasani (1990). Für die Analyse wird das aufgezeichnete Video verwendet. Zu den Items werden jeweils die wesentlichen Zitate der Frühförderstellenmitarbeiterinnen – also die Entscheidung, ob ein Item für das Interview geeignet ist oder nicht und die Begründung dafür - schriftlich fixiert. In der Auswertung werden die Aussagen der Frühförderstellenmitarbeiterinnen zusammengefasst und die Items werden diesen Zusammenfassungskategorien zugeordnet. Neben der Cut-and-Paste-Technik (Stewart & Shamdasani, 1990) wird eine statistisch-reduktive Analyse (Lamnek, 1998: 176-180) durchgeführt. Dabei wird die Anzahl der Items, die sich für das Interview eignen sowie die Anzahl der Items, die sich nicht für das Interview eignen, erfasst. Die Items, bei denen sich die Gruppe einig ist, werden je nach Gruppenmeinung entweder in das zu entwickelnde Interview aufgenommen oder nicht. Items, bei denen keine Einigung in der Gruppe erfolgt, werden nicht für das Interview verwendet.

4.1.5 Ergebnisse

Die statistisch-reduktive Analyse der Gruppendiskussion zeigt, dass von 101 Items 19 Items für das Interview geeignet sind. Bei diesen 19 Items sind die Diskutantinnen der einheitlichen Meinung, dass ein Vorschulkind selbst entscheiden darf, ob es gefördert werden möchte oder nicht, ohne das Kindeswohl zu gefährden. Dahingegen sind 82 Items nicht für das Interview nutzbar, weil die Diskussionsteilnehmerinnen bei 69 Items der Meinung sind, dass ein Vorschulkind nicht selbst über die Förderung entscheiden darf und da bei den restlichen 13 Items keine einheitliche Gruppenmeinung zu diesem Thema erzielt wird. Die Erklärungen der Frühförderstellenmitarbeiterinnen für die Entscheidung, ob ein Item für das Interview geeignet ist oder nicht, lassen sich in sieben Kategorien einteilen.

4.2 Fragebogen zur Identifikation der gestörten Aktivitäten für das Interview

Aus der vorangegangenen Gruppendiskussion ergibt sich, dass 19 Teilhabe-Items aus der „ICF-CY-Checkliste für das Kindes- und Jugendalter (3-6)" (Deutsche interdisziplinäre Arbeitsgruppe zur ICF-Adaption für den Kinder- und Jugendbereich, 2012) für ein Interview mit Frühförderkindern geeignet sind (vgl. Kap. 4.1.5). Zu allen 19 Teilhabe-Items sollen Schlüsselfragen für das Interview kinderübergreifend konstruiert werden. Bei der Fragenkonstruktion zeigen sich mehrere Schwierigkeiten. So sind die Bezeichnungen der Items recht allgemein gehalten, was mehrere Fragen pro Item erfordern würde (z. Bsp.: „d940 Menschenrechte" erfordert Fragen nach Gewalt, Meinungsfreiheit, Gleichberechtigung, Bildung, Gesundheit etc.). Dem Kind müssten außerdem Fragen zu Items gestellt werden, die es womöglich nicht betreffen (z. Bsp.: „d340 Mitteilungen in Gebärdensprache ausdrücken" erscheint bei Kind, welches verbal gut kommuniziert und im Umfeld keine Personen hat, die Gebärdensprache benutzen, nicht nötig abzufragen). Somit stellt erneut der zeitökonomische Aspekt eine Herausforderung dar. Um wie von Trautmann (2010: 66, 91) empfohlen, das Interview nicht unnötig lang zu gestalten (vgl. Kap. 2.5.2.2) und um die tatsächliche Erfahrungswelt des Kindes beim Fragen stellen konkret einbeziehen zu können (Vogl, 2012: 225; vgl. Kap. 2.5.2.3), werden Informationen zu den Aktivitäten bei den 19 Teilhabe-Items für das individuelle Kind eingeholt. Das Kind soll dann individuell nur zu seiner Teilhabe bei Items befragt werden, die im Hinblick auf die Aktivitäten auffällig sind. Denn es wird davon ausgegangen, dass nur bei eingeschränkten Aktivitäten auch Teilhabedefizite vorhanden sind, welche gegebenenfalls aus Sicht des Kindes behandelt werden sollten. Eine Aktivität ist beobachtbar, denn sie wird definiert als „...Durchführung einer Aufgabe oder Handlung (Aktion) durch einen Menschen." (DIMDI, 2011:36). Deshalb kann als Methode zur Identifikation gestörter Aktivitäten das Umfeld des Kindes zu den 19 Aktivitäten aus der „ICF-CY-Checkliste für das Kindes- und Jugendalter (3-6)" (Deutsche interdisziplinäre Arbeitsgruppe zur ICF-Adaption für den Kinder- und Jugendbereich, 2012) befragt werden. Bei Erwachsen kommt außer einem Interview auch ein Fragebogen zur Datenerhebung in Betracht. Da ein Fragebogen die zeitökonomischere Variante bezüglich Durchführungs- und Auswertungsdauer darstellt, wird diese Methode gewählt, um Informationen über die kindlichen Aktivitäten zu erhalten (vgl. Anhang A).

4.2.1 Entwicklung

Die 19 Aktivitäten (vgl. Kap. 4.1.5) aus der „ICF-CY-Checkliste für das Kindes- und Jugendalter (3-6)" (Deutsche interdisziplinäre Arbeitsgruppe zur ICF-Adaption für den Kinder- und Jugendbereich, 2012) werden in Fragebogenform aufgelistet. Zu jeder Aktivität gibt es drei Spalten zum Ankreuzen: „keine Probleme", „Probleme", „trifft nicht zu auf Kind". Der entstandene Fragebogen wird - wie von Geyer (2003) empfohlen - auf Verständlichkeit sowie Handhabbarkeit bei der Zielgruppe geprüft. Dabei finden Face-to-Face-Pretests (SoSci Survey, 2013) mit einer Erzieherin, einer Heilpädagogin und einer Mutter eines Förderkindes statt. Der Fragebogen wird den eben genannten Personen jeweils zum Ausfüllen vorgelegt und zusätzlich sollen die Anwender das Ankreuzen kommentieren. Die Autorin der vorliegenden Masterarbeit fungiert als Untersucherin und notiert das Gesagte handschriftlich. Bei der Analyse zeigt sich, dass es keinerlei Verbesserungsvorschläge gibt. Jedoch ergibt sich bei der ersten Benutzung des Fragebogens zur Datenerhebung ein Vorschlag zur Fragebogenoptimierung. Ein Vater erzählt während des Ankreuzens von den konkreten Aktivitätsstörungen des Kindes. Die Beschreibung der kindlichen Aktivitätsprobleme ermöglicht ein Erstellen individueller Fragen für das Kind, welche die genauen Aktivitätsstörungen des Kindes einbeziehen können. Deshalb wird der Fragebogen um die Spalte „Beschreibung Problem" erweitert. Hier sollen die Anwender des Fragebogens die problematischen Aktivitäten kurz darstellen (vgl. Anhang A).

4.2.2 Durchführung

Bei drei fünfjährigen Jungen mit Frühförderung – Ian, John und Max [8] - soll das Interview im Rahmen der vorliegenden Masterarbeit durchgeführt werden. Für diese Kinder müssen also jeweils Schlüsselfragen zur Teilhabe zu den gestörten Aktivitäten konzipiert werden. Bei den drei Kindern wird der neue Fragebogen (vgl. Anhang A) jeweils dreifach ausgefüllt: von den Erzieherinnen, von den Eltern und von den behandelnden Pädagoginnen und Therapeutinnen der Frühförderstelle. Das Ankreuzen ist zwar subjektiv, aber je mehr Personen die Bögen ausfüllen, desto objektiver wird der Vorgang und desto breiter wird die kindliche Lebenswelt abgedeckt.

---

[8] Die Namen der Kinder wurden aus Gründen des Datenschutzes verändert. Weiterhin liegen die unterschriebenen Einverständniserklärungen zur Teilnahme an der Masterarbeit der Autorin vor und befinden sich wegen des Datenschutzes nicht im Anhang. An dieser Stelle werden die zu interviewenden Kinder noch nicht genauer beschrieben. Eine Darstellung der Kinder erfolgt an passender Stelle in Abschnitt 5.3, da sich Kapitel 5 mit der praktischen Erprobung des Interviews bei den drei Kindern befasst.

4.2.3 Datenanalyse

Für jedes Kind wird betrachtet, bei welchen Aktivitäten mindestens eine Anwendergruppe Probleme sieht. Dieses Item ist für das Interview geeignet. Weiterhin wird ausgezählt, wie viele Items pro Kind für das Interview in Frage kommen. Je Kind werden die Aussagen der Anwender zu den beeinträchtigten Aktivitäten zusammengefasst.

4.2.4 Ergebnisse

Bei Ian werden insgesamt 12 Aktivitäten als beeinträchtigt markiert. Diese sind demnach relevant für das Interview. Bei John werden sechs Aktivitäten im Fragebogen als gestört eingestuft, die für das Interview geeignet sind. Acht Aktivitäten werden bei Max im Fragebogen als auffällig klassifiziert. Diese können für das Interview bei Max genutzt werden.

4.3 Interviewleitfaden

Mit Ian, John und Max wird ein Leitfadeninterview zur Erfassung ihrer Teilhabesituation und –wünsche durchgeführt, wie in der Literatur für Interviews mit Vorschulkindern empfohlen (Vogl, 2012; Trautmann, 2010; Delfos, 2004; Roux, 2002; Lenz, 2001; vgl. Kap. 2.5.2.1). Das Interview wird nach den Vorschlägen von Delfos (2004: 126, vgl. Kap. 2.5.2.1) aufgebaut und besteht demnach aus Einführung, Eingangsfrage, Gesprächsinhalt (beinhaltet Schlüsselfragen) und Abrundung. Der Interviewleitfaden wird unter Berücksichtigung der Informationen aus dem Theorieteil zur Art und Weise von Interviews bei Vorschulkindern erstellt (vgl. Kap. 2.5).

4.3.1 Einführung

Im Anhang B1 ist die Einführung des Interviews dargestellt. Sie ist für alle Kinder gleich. Die Einführung dient der Motivation des Kindes. So soll dem Kind verdeutlicht werden, dass eine besondere Stunde mit einer Videoaufnahme stattfindet und dass die Meinung des Kindes wichtig ist (Balloff, 2004; Delfos, 2004: 126, 133-142; Lenz, 2001; vgl. Kap. 2.5.2.1)

4.3.2 Eingangsfrage

Die Eingangsfrage dient dazu eine Gesprächsatmosphäre zu schaffen, Interesse für das Kind zu zeigen und es zum Gesprächsinhalt hinzuführen (Delfos, 2004: 144; vgl. Kap. 2.5.2.1). Sie ist für alle Kinder gleich und befindet sich im Anhang B2.

4.3.3 Gesprächsinhalt

Der Gesprächsinhalt beinhaltet die Schlüsselfragen des Interviews (Delfos, 2004: 126; vgl. Kap. 2.5.2.1). Zu den auffälligen Aktivitäten des Fragebogens (vgl. Kap. 4.2.4). werden jeweils Spielsequenzen konzipiert, welche die Hinführung zu den Schlüsselfragen darstellen. Bei jedem Gesprächsthema ergibt sich demnach der in Abbildung 2 dargestellte Ablauf:

Übersicht Gesprächsinhalt

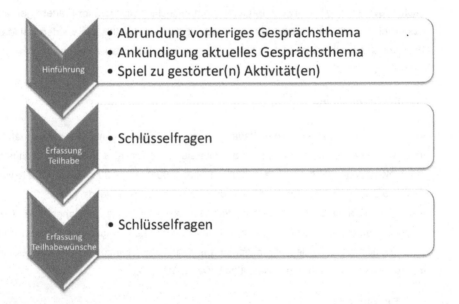

Abbildung 2: *Übersicht Gesprächsinhalt*

4.3.3.1 Hinführung

Bei einem Leitfadeninterview ist es wichtig, Themenkomplexe für die Schlüsselfragen zu erstellen (Mayer, 2013: 45; Trautmann, 2010: 74; vgl. Kap. 2.5.2.1). Im vorliegenden Interview fungieren Spielkomplexe als Themenkomplexe. Zur Bewusstmachung der Gesprächsthemen für das Kind und zum besseren Verständnis der Fragen sowie, um den Abstraktionsgrad des Gesprächsinhaltes für das Kind zu senken, werden als Hinführung zu den Schlüsselfragen die gestörten Aktivitäten aus dem Fragebogen (vgl. Kap. 4.2.4; vgl. Anhang B3) in Spielform aufbereitet (vgl. Vogl, 2012; Trautmann, 2010;

Balloff, 2004; Delfos, 2004; vgl. Kap. 2.5.2.2). Dazu wird für jedes Kind geschaut, in- wieweit die gestörten Aktivitäten und somit die Teilhabe-Items zu einer Spielhandlung zusammengefasst werden können. Dies ist auch aus zeitökonomischen Gründen und wegen der eingeschränkten Konzentrationsdauer bei Kindern im Vorschulalter sinnvoll. Ein oder mehrere Teilhabe-Items werden einem Spiel zugeordnet und es wird die kon- krete Spielhandlung inklusive des benötigten Materiales geplant. Als nächstes werden die Spiel- und somit die Teilhabethemen je Kind in einer logischen Reihenfolge ange- ordnet. Innerhalb der Hinführungen werden Übergänge von einem Spiel- beziehungs- weise Teilhabethema zum anderen als Abrundung der vorangegangenen Sequenz und als Einführung der neuen Sequenz geschaffen.

4.3.3.2 Schlüsselfragen

An dieser Stelle wird zunächst der Konzeptionsprozess der Schlüsselfragen in der Ab- bildung 3 schematisch dargestellt:

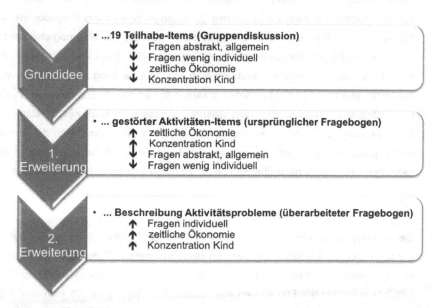

Erstellung Schlüsselfragen anhand...

Grundidee
- **...19 Teilhabe-Items (Gruppendiskussion)**
  ↓ Fragen abstrakt, allgemein
  ↓ Fragen wenig individuell
  ↓ zeitliche Ökonomie
  ↓ Konzentration Kind

1. Erweiterung
- **... gestörter Aktivitäten-Items (ursprünglicher Fragebogen)**
  ↑ zeitliche Ökonomie
  ↑ Konzentration Kind
  ↓ Fragen abstrakt, allgemein
  ↓ Fragen wenig individuell

2. Erweiterung
- **... Beschreibung Aktivitätsprobleme (überarbeiteter Fragebogen)**
  ↑ Fragen individuell
  ↑ zeitliche Ökonomie
  ↑ Konzentration Kind

↑ = positiver Faktor
↓ = negativer Faktor

Abbildung 3: Übersicht Erstellungsprozess Schlüsselfragen

Es war zuerst geplant, die Schlüsselfragen kinderübergreifend anhand der 19 Teilhabe-Items aus der „ICF-CY-Checkliste für das Kindes- und Jugendalter (3-6)" (Deutsche interdisziplinäre Arbeitsgruppe zur ICF-Adaption für den Kinder- und Jugendbereich, 2012), welche das Ergebnis der Gruppendiskussion (vgl. Kap. 4.1.5) sind, zu erstellen. Jedoch wären hierbei die Schlüsselfragen abstrakt, wenig individuell und zu zeitintensiv (vgl. Abb. 3: Grundidee). Als Alternative (vgl. Abb. 3: 1. Erweiterung) wurde die Erstellung der Schlüsselfragen auf Basis der gestörten Aktivitäten in Betracht gezogen (vgl. Kap. 4.2.1). Hierbei zeigte sich allerdings, dass die Fragen wären weiterhin abstrakt und wenig individuell wären (vgl. Abb. 3: 1. Erweiterung). Letztendlich wird der Fragebogen zu den 19 Aktivitäten- und Teilhabe-Items um die Beschreibung der Aktivitätsprobleme des Kindes erweitert (vgl. Kap. 4.2.1). So können individuelle Fragen für jedes Kind erstellt werden, welche die kindliche Lebenswelt beachten (vgl. Abb. 3: 2. Erweiterung). Zu jedem Spielthema (vgl. Kap. 4.3.3.1) werden die konkreten Schlüsselfragen für Ian, Max und John erstellt, um die Teilhabesituation und die –wünsche der Kinder zu erfassen. Dabei werden die Hinweise aus der Literatur zur Fragenkonstruktion für Interviews bei Vorschulkindern beachtet (vgl. Kap. 2.5). Außerdem werden die Fragen angelehnt an Fragen aus existierenden Interviews mit Vorschulkindern zur Teilhabe erstellt (vgl. Kap. 2.3.3). Zu den gestörten Aktivitäten des Fragebogens (vgl. Kap. 4.2.4) werden jeweils mehrere Fragen gestellt, um die Teilhabe möglichst breit zu erfassen. Alle Fragen werden neutral formuliert, das heißt, das konkrete Aktivitätsproblem des Kindes wird nicht benannt, um eine zu starke Lenkung auf das Negative zu vermeiden und das Kind nicht zu sehr mit seinen Schwächen zu konfrontieren. Weiterhin entsteht sonst eine unangenehme Gesprächsatmosphäre durch eine zu starke Defizitorientierung. Die Schlüsselfragen werden zu jedem Spielthema nach der Spielsequenz gestellt und nicht währenddessen, damit sich das Kind auf eine Tätigkeit konzentrieren kann. Die Schlüsselfragen von Ian befinden sich als Beispiel im Anhang B3.

4.3.4 Abrundung

Die Abrundung befindet sich im Anhang B4 und ist für alle Kinder gleich. Bei der Schlussfrage wird das Kind nach weiteren Bereichen gefragt, in denen es sich Verbesserungen wünscht. Diese Frage wird gestellt, da vor dem Interview durch die Gruppendiskussion und die Fragebögen eine zweifache Filterung der im Interview angesprochenen Teilhabe-Items durch Erwachsene stattfand (vgl. Kap. 4.1 & 4.2). So sollen mit dieser Frage mögliche zusätzliche Teilhabe-Bereiche erfasst werden, die das Kind als problematisch ansieht. Gegebenenfalls können derartige Bereiche dann zusätzlich in die Förderung eingebunden werden.

4.3.5 Kommunikationsbedingungen

Für die Durchführung des Interviews werden die Rahmenbedingungen bezüglich Ort, Material, Zeit und Gesprächsführung nachstehend beschrieben. Die Rahmenbedingungen basieren auf den Empfehlungen der Literatur (vgl. Kap. 2.5.2).

4.3.5.1 Ort

Die Interviews mit Max, Ian und John finden in dem Raum statt, in dem die Frühförderung mit der Autorin der Masterarbeit erfolgt. Diese Räume sind den Kindern vertraut (vgl. Delfos, 2004: 129). Weiterhin erfolgt das gesamte Interview auf dem Boden, um ein Sitzen auf Augenhöhe zu gewährleisten (vgl. Delfos, 2004: 73, 78). Auch entsteht so eine lockere Gesprächsatmosphäre und es ist kein Ortswechsel zwischen der Spiel- und der Fragesequenz nötig.

4.3.5.2 Material

Folgendes Material wird für die Interviewdurchführung benötigt:

- Videokamera mit Stativ zur Aufzeichnung Interview für spätere Analyse
- zwei Sitzkissen für Boden, um Kind Ruheposition beim Reden anzuzeigen und um Aufzeichnung Interview mit Videokamera auf Stativ zu ermöglichen
- individuelle Materialien für Spielhandlung innerhalb Hinführung beim Gesprächsinhalt

4.3.5.3 Zeit

Das Interview soll maximal circa 30 Minuten dauern (vgl. Vogl, 2012; Delfos, 2004: 127). Sollte das Kind sich nicht mehr konzentrieren können, kann das Interview auch schon vor Ablauf der 30 Minuten beendet werden und an einem anderen Tag fortgesetzt werden (vgl. Trautmann, 2010: 66, 91).

4.3.5.4 Gesprächsführung

Die nachstehenden Hinweise zur Gesprächsführung sollen bei der Interviewdurchführung berücksichtigt werden:

- Blickkontakt zum Kind halten (vgl. Delfos, 2004: 73, 78)

- Kind so wenig wie möglich unterbrechen (vgl. Delfos 2004:73); Kind erhält Raum zum Erzählen; Begrenzung durch Interviewerin, falls es nicht zum Gesprächsthema passt beziehungsweise falls zu ausschweifend (vgl. Flick, 1999: 112ff)
- Motivation schaffen durch Spiel, Lob, Belohnung (vgl. Dehn-Hindenberg, 2010: 79)
- Metakommunikation (Interviewrahmen immer wieder dem Kind erklären; vgl. Dehn-Hindenberg, 2010: 79; Delfos, 2004: 145).)
- bei Bedarf dem Kind beim Formulieren von Antworten helfen (vgl. Dehn-Hindenberg, 2010: 79; Delfos, 2004: 119)
- Interviewleitfaden (vgl. Anhang B) ist als Rahmen für Interview anzusehen, sind Formulierungsvorschläge; Nachfragen, Umformulieren von Fragen, zusätzliche Erklärungen zur Frage geben, Fragenwiederholungen zulässig, um individuelle Anpassung an kindliches Niveau zu gewährleisten (vgl. Trautmann, 2010: 74; Flick, 1999: 113)

5 Anwendung Interview

Zur Beantwortung der Fragestellungen (vgl. Kap. 3.1) wird das in Kapitel 4 für Ian, John und Max entwickelte Interview mit den drei fünfjährigen Jungen, die Frühförderung erhalten, durchgeführt und im Anschluss auf die Fragenverständlichkeit hin untersucht.

5.1 Studiendesign

Das Interview wird an Einzelfällen erprobt, da dies bei heterogenen Störungsbildern besser geeignet ist als eine Gruppenbetrachtung (Kelly, 2011). Kinder, die Frühförderung erhalten, sind sehr unterschiedlich und besitzen individuelle Stärken und Schwächen in den verschiedenen Entwicklungsbereichen. Weiterhin weisen sie unterschiedliche ärztliche Diagnosen auf. Außerdem ist nur bei Einzelfalldarstellungen eine detaillierte Probandenbeschreibung (Kelly, 2011) und eine individuell angepasste Methodik möglich (Kazdin, 2011). Bei dem vorliegenden Interview stellt die individuelle Methodik einen wichtigen Punkt dar, da der Gesprächsinhalt bei jedem Kind je nach Störungen im Aktivitätsbereich (vgl. Kap. 4.2.4) unterschiedlich ist und kein einheitlicher Interviewleitfaden bei allen Kindern angewendet werden kann.

5.2 Probandenauswahl

Innerhalb der qualitativen Forschung, wozu ein Interview zählt, ist nicht die statistische Repräsentativität der Stichprobe entscheidend, sondern sie muss relevant fürs Thema sein (Mayer, 2013: 39). Patton (1990) empfiehlt die Zielpopulation bei einem Interview breit abzudecken und schlägt vor, ein heterogenes Sample zu wählen, bei welchem aber auch Gemeinsamkeiten identifiziert werden sollen. Für die Probandenauswahl werden folgende Gemeinsamkeiten festgelegt:

1. Kinder erhalten Frühförderung inklusive Logopädie bei Autorin der Masterarbeit und kennen somit Interviewerin (vgl. Trautmann, 2010:101; vgl. Kap. 2.5.2.2)
2. mindestens vier Jahre alt (vgl. Dehn-Hindenberg, 2010; Walther, 2009; Krüger & Grunert, 2001; Heinzel, 2000; Yarrow, 1960; vgl. Kap. 2.5.1), gleiches Alter
3. mindestens fünf Aktivitäten-Items auffällig im Fragebogen (vgl. Kap. 4.2), damit ausreichend Material für Interview und Fragenanalyse gegeben

4. sprachliche Minimalvoraussetzungen (vgl. Kap. 2.5.1):

    a. Satz-, W-Fragen-Verständnis in Grundzügen vorhanden (qualitative Betrachtung Subtests der PDSS; Kauschke & Siegmüller, 2010)

    b. Wortproduktion möglich

    c. Aussprachefehler möglich, aber Kind muss zu verstehen sein

Die Heterogenität der Probanden soll durch Frühförderkinder mit unterschiedlichen medizinischen Diagnosen gewährleistet werden. Dazu wird im November 2013 eine Statistik über die Frühförderkinder der Frühförderstelle, in der die Autorin der Masterarbeit tätig ist und in der auch die Interviews erfolgen, erstellt. Grundlage dafür bilden die Diagnosestellungen durch die Amtsärztin und das Sozialpädiatrische Zentrum. In Tabelle 2 ist die Statistik abgebildet:

Tabelle 2: Statistik Frühförderkinder November 2013

Diagnose Kind	Anzahl Kinder gesamt	Kinder mit Logopädie bei Interviewerin	
		Anzahl	*Alter und Geschlecht (Anzahl)*
Allgemeine Entwicklungsverzögerung	35	*8*	*2 Jahre, männlich (1)*
			3 Jahre, weiblich (1)
			4 Jahre, männlich (1)
			5 Jahre, männlich (4)
			6 Jahre, männlich (1)
Entwicklungsstörung	7	*2*	*5 Jahre, männlich (2)*
Autismus	1	*0*	-
Störung der Motorik	1	*0*	-

Anhand dieser Statistik (vgl. Tab. 2) werden im Bezug auf die ärztliche Diagnose heterogen Probanden ausgewählt werden, die allerdings die obigen Festlegungen bezüglich der Gemeinsamkeiten erfüllen (vgl. Punkte 1.-4.). Unter Berücksichtigung des ersten Punktes (vgl. oben) kommen laut Tabelle 2 acht Kinder mit allgemeiner Entwicklungsverzögerung und zwei Kinder mit Entwicklungsstörung für das Interview in Frage. Bei Betrachtung der Altersangaben der zehn eben genannten Kinder, zeigt sich, dass nur fünfjährige Kinder für die Interviewdurchführung geeignet sind, um Punkt 2 (vgl.

oben) zu erfüllen und dabei verschiedene ärztliche Diagnosen abzudecken (vgl. Tab. 2: 4 5-jährige Jungen mit allgemeiner Entwicklungsverzögerung, 2 5-jährige Jungen mit Entwicklungsstörung). Zur Überprüfung des dritten Punktes (vgl. oben) wird bei den sechs fünfjährigen Jungen der Fragebogen zu den Aktivitäten durchgeführt (vgl. Kap. 4.2). Der Fragebogen zu den Aktivitäten führt zum Ausschluss von zwei Jungen, da bei ihnen die 19 Items in allen ausgefüllten Fragebögen als unauffällig oder nicht für das Kind zutreffend markiert sind. Ein weiterer Junge ist zwar laut Fragebogenergebnis für das Interview geeignet, muss aber leider von der Untersuchung ausgeschlossen werden, da er mit seiner Mutter mehrfach nicht zum verabredeten Interviewtermin erscheint.

Laut Fragebogen sind Ian (5 Jahre alt, Entwicklungsstörung), John (5 Jahre alt, Allgemeine Entwicklungsverzögerung) und Max (5 Jahre alt, Allgemeine Entwicklungsverzögerung)[9] für die Studie geeignet, da bei diesen Kindern mindestens fünf Aktivitäten-Items auffällig sind. Diese Kinder erfüllen auch Punkt 4 (vgl. oben), worauf im folgenden Abschnitt zur Probandendarstellung noch eingegangen wird.

5.3 Probandendarstellung

Im Folgenden werden die drei Probanden Ian, John und Max beschrieben. Übersichten zu den Probanden sind im Anhang C zu finden.

5.3.1. Ian

In diesem Abschnitt werden Ians Anamnese, sein allgemeiner Entwicklungs- und sein Sprachstatus dargestellt.

5.3.1.1 Anamnese

Ian ist männlich und zum Interviewzeitpunkt 5;10 Jahre alt. Er wurde per Kaiserschnitt drei Wochen zu früh geboren. Laut Angaben der Mutter war Ians sprachliche und motorische Entwicklung verzögert. So sprach der Junge seine ersten Wörter mit drei Jahren und ist erst mit zwei Jahren gelaufen. Ian wächst monolingual deutsch auf, hat eine elfjährige Schwester und besucht eine Kindertagesstätte, in der er von einer Integrationshelferin begleitet wird. Seit zwei Jahren erhält der junge Frühförderung in Form von Heilpädagogik, Physiotherapie und Logopädie.

---

[9] Für Ian, John und Max wurden die detaillierten Fragebogenergebnisse zu den Aktivitäten bereits im Abschnitt 4.2.4 dargestellt.

5.3.1.2 Allgemeiner Entwicklungsstatus

Bei Ian liegt eine ärztlich diagnostizierte Entwicklungsstörung vor. Die „Münchener funktionelle Entwicklungsdiagnostik für Kinder von vier bis sechs Jahren (MFED 4-6)" (Ernst, 2007)[10] ergibt, dass bei dem Jungen alle Entwicklungsbereiche (Visuelle Intelligenz, Logik, Zahlenverständnis, Selbständigkeit, Feinmotorik und Sprache) stark auffällig sind (vgl. Anhang C1).

5.3.1.3 Sprachstatus

Die Patholinguistische Diagnostik bei Sprachentwicklungsstörungen (PDSS, Kauschke & Siegmüller, 2010)[11] zeigt, dass bei Ian eine umfassende Sprachentwicklungsstörung (SES) vorliegt. Im Anhang C2 sind die Ergebnisse der PDSS (Kauschke & Siegmüller, 2010) tabellarisch dargestellt. Ian erfüllt die sprachlichen Minimalvoraussetzungen aus dem Kapitel 5.2. So zeigt er zwar phonetisch-phonologische Auffälligkeiten, diese schränken die Verständlichkeit aber kaum ein. Weiterhin ist der Junge trotz Auffälligkeiten bei allen geprüften Wortarten in der Lage, Wörter zu produzieren. Im Bereich des Verstehens syntaktischer Strukturen (Ausagieren 4-12 nicht korrekt) und W-Fragen (kein T-Wert) zeigt Ian große Schwierigkeiten. Er kann aber alle drei Aufforderungen sowie viele Satzelemente richtig verstehen und versteht bei den W-Fragen drei Stück korrekt.

5.3.2 John

Dieser Abschnitt befasst sich mit der Anamnese sowie dem allgemeinen Entwicklungs- und Sprachstatus von John.

5.3.2.1 Anamnese

John ist männlich und zum Zeitpunkt des Interviews 5;8 Jahre alt. Er hat einen zwölfjährigen Bruder und wächst bilingual auf (Mutter Spanisch und spricht dies auch mit Kind; Vater und Bruder sprechen Deutsch mit John; restliches Umfeld deutschsprachig). John versteht laut der Mutter Spanisch, aber er verweigert die Produktion und spricht nur Deutsch. Die Mutter gibt an, dass das Essverhalten des jungen als Klein-

---

[10] Die MFED 4-6 (Ernst, 2007) wird von der Arbeitsstelle Frühförderung Bayern (2010) zur Entwicklungsdiagnostik bei Kindern mit Frühförderung empfohlen und ist das am häufigsten verbreitetes Mittel zur allgemeinen Entwicklungseinschätzung. Deshalb wird sie bei Ian, John und Max angewendet, um einen Überblick über den allgemeinen Entwicklungszustand der Kinder zu erhalten.
[11] Die PDSS (Kauschke & Siegmüller, 2010) ist ein standardisiertes Diagnostikverfahren. Es können alle sprachlichen Ebenen entweder quantitativ oder qualitativ erfasst werden, was zu einer umfangreichen Profildiagnostik im Sprachbereich führt. Darum wird sie bei Ian, John und Max zur Beschreibung ihres Sprachniveaus eingesetzt.

kind auffällig war. So habe er nur sehr wenig gegessen. Außerdem sei Johns Sauber-keitserziehung erst mit über drei Jahren abgeschlossen wurden. Auch die sprachliche Entwicklung war laut der Mutter verzögert. Der Junge sprach erste Wörter weit nach seinem ersten Geburtstag. John besucht eine Kindertagesstätte und erhält seit zwei Jahren Frühförderung (Motopädie, Logopädie).

5.3.2.2 Allgemeiner Entwicklungsstatus

Bei John liegt laut ärztlichen Angaben eine allgemeine Entwicklungsverzögerung vor. Die Ergebnisse der MFED 4-6 (Ernst, 2007) befinden sich im Anhang C3. John zeigt eine normale Intelligenz in den Bereichen visuelle Intelligenz, Logik, Zahlenverständnis und Selbständigkeit. Seine Sprachfähigkeiten liegen in der unteren Norm und die Feinmotorik ist auffällig.

5.3.2.3 Sprachstatus

Die PDSS (Kauschke & Siegmüller, 2010) ergibt, dass John eine SES hat (vgl. Anhang C4).
Der Junge wird den sprachlichen Minimalvoraussetzungen (vgl. Kap. 5.2) gerecht. So zeigt er keine Defizite innerhalb der Wortproduktion von Nomen und Adjektiven und einen T-Wert von 32 bei der Wortproduktion Verben. John versteht acht von zwölf Sät-zen der Testung korrekt und zeigt keine Auffälligkeiten beim Verständnis von W-Fragen. Im Bereich Aussprache weist John lediglich eine inkonstante Alveolarisierung von/ʃ/ zu /s, z/ auf, die seine Verständlichkeit nicht beeinträchtigt.

5.3.3 Max

In diesem Abschnitt finden sich Angaben zur Anamnese, zum allgemeinen Ent-wicklungs- und zum Sprachstatus von Max.

5.3.3.1 Anamnese

Max ist ein Junge und sein Alter beträgt 5;0 Jahre zum Interviewzeitpunkt. Laut der Mutter war seine motorische Entwicklung verzögert, denn der Junge sei nicht gekrab-belt und erst mit über einem Jahr gelaufen. Max wächst bilingual auf (Mutter spricht Deutsch und Polnisch mit Kind; Vater spricht Deutsch mit Max; restliches Umfeld deutschsprachig). Max spricht nach Angaben der Mutter einige polnische Wörter, seine Hauptsprache sei aber Deutsch. Der Junge geht in eine Kindertagesstätte und erhält seit vier Monaten Frühförderung (Motopädie, Logopädie).

5.3.3.2 Allgemeiner Entwicklungsstatus

Max weist nach ärztlicher Diagnosestellung eine allgemeine Entwicklungsverzögerung auf. Innerhalb der MFED 4-6 (Ernst, 2007; vgl. Anhang C5) zeigt Max eine normale Intelligenz für das Zahlenverständnis und die Sprache. Logik und Selbständigkeit befinden sich in der unteren Norm. Auffällig sind Feinmotorik und visuelle Intelligenz.

5.3.3.3 Sprachstatus

Bei Max liegt laut der PDSS (Kauschke & Siegmüller, 2010) eine SES vor (vgl. Anhang C6). Er erfüllt die sprachlichen Minimalvoraussetzungen (vgl. Kap. 5.2). So zeigt Max zwar mehrere phonetisch-phonologische Auffälligkeiten, ist aber dennoch verständlich. Seine Wortproduktion ist innerhalb der Nomen und Adjektive unauffällig und bei der Wortproduktion Verben erzielt er einen T-Wert von 36. W-Fragen versteht Max altersgerecht und innerhalb des Verständnisses von Sätzen kann er zehn von zwölf Sätzen richtig verstehen.

5.4 Durchführung

Mit den drei eben beschriebenen Probanden Ian, John und Max wird das Interview entsprechend der individuell entwickelten Interviewleitfäden (vgl. Kap. 4.3 & Anhang B) einzeln durchgeführt. Die Autorin der Masterarbeit ist dabei die Interviewerin. In den bereits beschriebenen Rahmenbedingungen des Interviews finden sich die Angaben zu Ort, Material und Interviewdauer (vgl. Kap. 4.3.5). Bei allen drei Kindern wird für das Interview jeweils eine Sitzung unter Einhaltung der maximalen Zeitvorgabe benötigt (Ian: 32 Minuten, John: 27 Minuten, Max: 24 Minuten).

5.5 Datenanalyse

Die Analyse der Interviews besteht aus der Anfertigung der Transkripte und der darauf basierenden Überprüfung der Fragenverständlichkeit.

5.5.1 Transkription

Die Transkription der Interviews erfolgt durch die Autorin der Masterarbeit. Als Grundlage dafür dienen die Videoaufnahmen der Interviews. Alle Äußerungen der Kinder und der Interviewerin werden transkribiert. Die Transkriptionsregeln werden in Anlehnung an Vogl (2012: 73), welche die Eignung von Interviews bei Vorschulkindern untersucht, im Vorfeld der Transkription festgelegt:

- Kennzeichnung unverständlicher Äußerungen: (UNVERSTAENDLICH)
- Angabe Gesprächspausen in Sekunden: (Pause in sec.)
- Kennzeichnung Redeüberlappungen: /Überlappung/
- Notation nonverbaler Kommunikation: ((NONVERBALES))
- Notation Begleithandlungen: *(Begleithandlung)*

Weiterhin werden Kind und Interviewerin mit Kürzeln verschlüsselt, ebenso Namen, Orte und weitere Angaben, die den Datenschutz gefährden könnten. Satzzeichen werden entsprechend ihrer Bedeutung verwendet und eventuelle Aussprachefehler sowie Dialekt werden verschriftlicht. Zur Übersichtlichkeit werden fortlaufend Zeilennummern eingefügt und das Transkript wird entsprechend der Interviewbestandteile des jeweiligen Kindes untergliedert (vgl. Anhang B3).

Im Anhang D befindet sich exemplarisch das Transkript des Interviews von John.

5.5.2 Fragenverständlichkeit

Zur Beantwortung der Fragestellungen (vgl. Kap. 3.1) erfolgt die Analyse zur Fragenverständlichkeit des Interviews. Dabei wird die Verhaltenskodierung in Anlehnung an Fowler und Cannell (1996) durchgeführt (vgl. Anhang E1). Dies ist ein kognitives Verfahren zur Überprüfung der Verständlichkeit von Fragen (Fowler & Cannell, 1996: 15f, 21) und zur Identifikation von Fragen, die Probleme bereiten (Fowler & Cannell, 1996: 17). Ursprünglich stellt die Verhaltenscodierung eine Analysemethode bei Pretests von Fragebögen dar (Geyer, 2003: 133). Sie kann aber auch für Leitfadeninterviews in abgewandelter Form benutzt werden. Bei der Verhaltenscodierung erfolgt die systematische Codierung des Verhaltens von Interviewer und Befragtem, denn Verständnisdefizite schlagen sich sowohl beim Verhalten des Befragten als auch des Interviewers nieder (Fowler & Cannell, 1996: 17). Durch die Systematik der Codierungen wird die Objektivität erhöht. Die Codierungen zum Verhalten des Befragten werden von Fowler & Cannell, (1996: 29) übernommen (vgl. Anhang E1). Die Codes von Fowler & Cannell (1996: 29) für die Fragen des Interviewers werden als Anpassung an die zu analysierenden Leitfadeninterviews erweitert (vgl. Anhang E2). Die drei Interviews von Ian, John und Max werden auf Basis der Transkripte (vgl. Anhang D) getrennt voneinander durch die Autorin der Masterarbeit analysiert. Entsprechend des Anhanges E1 und E2 werden die Codierungen für alle Fragen der Interviewerin an das interviewte Kind und die dazugehörigen Antworten des Kindes vorgenommen. Dazu werden die passenden Codes unter die entsprechende(n) Zeile(n) gesetzt. Nach erfolgter Codierung der Interviewfragen und -Antworten wird die quantitative Analyse zur Fragenverständlichkeit vorgenommen: Zur Beantwortung der übergeordneten Fragestellung der Masterarbeit (vgl. Kap. 3.1) dient die Auszählung und die Berechnung der relativen Häufigkeiten der Antwortcodes des gesamten Interviews je Kind. Weiterhin wird für jedes Kind die Differenz zwischen der Prozentangabe adäquater und nicht adäquater Antworten gebildet, um eventuelle Unterschiede hierbei in Prozentpunkten zu erhalten. Um die erste Fragestellung (vgl. Kap. 3.1) beantworten zu können, erfolgt zunächst je Kind getrennt für alle Antworten auf Warum-Fragen und alle Antworten auf Fragen, welche keine Warum-Fragen sind, die für die übergeordnete Fragestellung geschilderte Analyse. Daraufhin wird mittels Fisher's Exact Test, für jedes Kind einzeln berechnet, ob sich die relativen Häufigkeiten adäquater Antworten zwischen Warum-Fragen und Fragen, welche keine Warum-Fragen sind, signifikant voneinander unterscheiden. Der Fisher's Exact Test eignet sich hierfür, da er ein statistischer Homogenitätstest, also ein Signifikanztest auf Unabhängigkeit von Häufigkeiten in einer Vierfeldertafel ist und sich für zwei unverbundene Stichproben eignet Die Berechnung erfolgt dabei mit Hilfe des frei zugänglichen statistischen Online-Rechners „Graph Pad Quick Calcs" von GraphPad Software Inc. über die Homepage http://graphpad.com/quickcalcs/contingency1.cfm. Die eben geschilderte Analyse zur Beantwortung der Fragestellung 1 wird auch zur Beantwortung der Fragestellungen 2 bis 4 angewendet. Dabei werden bei der Analyse zur zweiten Fragestellung (vgl. Kap. 3.1) alle Antworten auf Nachfragen und alle Antworten auf Fragen, die keine Nachfragen darstellen, betrachtet. Im Rahmen der Analyse der dritten Fragestellung (vgl. Kap. 3.1) werden alle Antworten auf Teilhabe-Fragen und alle Antworten auf Fragen, welche keine Teilhabe-Fragen sind, untersucht. Dazu werden im Vorfeld bei jedem Kind die Antworten des gesamten Interviews den Bereichen Antworten auf Teilhabe-Fragen und Antworten auf Nicht-Teilhabe-Fragen zugeordnet. Zum Beantworten der vierten Fragestellung (vgl. Kap. 3.1) werden alle Schlüsselfragen innerhalb unterschiedlicher Teilhabe-Themen analysiert. Zur Visualisierung der Ergebnisse dienen Übersichtstabellen und Diagramme.

5.6 Ergebnisse zur Fragenverständlichkeit

Nachstehend werden die Ergebnisse zur Fragenverständlichkeit in den Interviews für Ian, John und Max einzeln geschildert. Dabei gliedern die Fragestellungen der Masterarbeit den Ergebnisteil (vgl. Kap. 3.1).

5.6.1 Übergeordnete Fragestellung: Antwortenadäquatheit im gesamten Interview

In diesem Abschnitt werden die Ergebnisse zur Beantwortung der übergeordneten Fragestellung (vgl. Kap. 3.1) für Ian, John und Max genannt.

5.6.1.1 Ian

Ian gibt im gesamten Interview 107 Antworten[12]. Der Junge antwortet 69 Mal adäquat (64,5%[13]) und 38 Mal gibt er keine adäquate Antwort (35,5%). Ian werden 106 Fragen gestellt: 53 Leitfadenfragen (50%) und 53 neue Fragen (50%). Er antwortet prozentual häufiger adäquat als nicht adäquat, wie in Abbildung 4 visualisiert. So beträgt der Prozentwert adäquater Antworten 29 Prozentpunkte mehr als der für die nicht adäquaten Antworten.

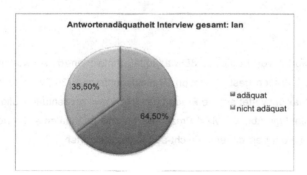

Abbildung 4: Antwortenadäquatheit Interview gesamt: Ian

---

[12] Hier und im Folgenden kann die Antwortmenge größer als die Fragenmenge sein, da oft zwei Codes vergeben werden, wenn es zur Unterbrechung (Code 1) kommt. Meist wird hier noch ein weiterer Code vergeben, da nicht nur eine reine Unterbrechung vorliegt.

[13] Alle Prozentangaben werden auf bis zu eine Dezimalstelle gerundet, denn beim Runden auf zwei oder mehr Dezimalstellen entstehen öfter Summen der zusammengehörigen Prozentwerte von mehr oder weniger als 100%. Wird auf bis zu eine Dezimalstelle gerundet, ergibt die Summe der zusammenpassenden Prozentangaben bei den vorliegenden Ergebnissen stets 100%.

5.6.1.2 John

John antwortet von 78 Mal 56 Mal adäquat (71,8%) und 22 Mal nicht adäquat (28,2%). Dem Jungen werden 72 Fragen gestellt, bestehend aus 20 Leitfadenfragen (27,8%) und 52 neuen Fragen (72,2%). Er antwortet prozentual häufiger adäquat als nicht adäquat, erkennbar auch anhand der Abbildung 5. Dabei ist die Prozentangabe zu den adäquaten Antworten um 43,6 Prozentpunkte größer als die nicht-adäquater Antworten.

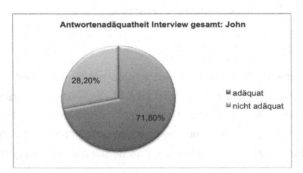

Abbildung 5: Antwortenadäquatheit Interview gesamt: John

5.6.1.3 Max

Bei Max liegen 75 Antworten vor. Er gibt zu 88% adäquate Antworten (66 Antworten). Dem Jungen werden 74 Fragen gestellt, davon 27 Leitfadenfragen (36,5%) und 47 neue Fragen (63,5%). Max antwortet auf die Fragen des Interviews prozentual häufiger adäquat als nicht adäquat (vgl. Abb. 6). Max' Prozentwert für die adäquaten Antworten ist um 76 Prozentpunkte größer als derjenige nicht-adäquater Antworten.

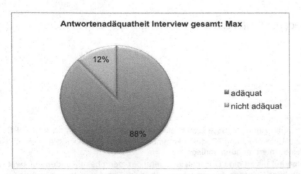

Abbildung 6: Antwortenadäquatheit Interview gesamt: Max

5.6.2 Fragestellung 1: Antwortenadäquatheit bei Warum-Fragen und Nicht-Warum-Fragen

Im Folgenden werden die Ergebnisse zur Beantwortung der ersten Fragestellung (vgl. Kap. 3.1) für die drei Probanden aufgezeigt.

5.6.2.1 Ian

Ian antwortet von insgesamt 107 Mal neun Mal auf Warum-Fragen (8,4%) und 98 Mal auf alle anderen Fragen (91,6%). Bei den Warum-Fragen antwortet der Junge 7 Mal nicht adäquat (77,8%) und er gibt zwei adäquate Antworten auf Warum-Fragen (22,2%). Ian antwortet innerhalb der Warum-Fragen prozentual mehr nicht adäquat als adäquat, wie in Abbildung 7 dargestellt ist. Ians Prozentwert für die nicht-adäquaten Antworten ist hier um 55,6 Prozentpunkte größer als der Prozentwert adäquater Antworten.

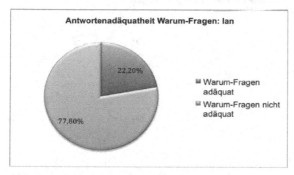

Abbildung 7: Antwortenadäquatheit Warum-Fragen: Ian

Bei Nicht-Warum-Fragen gibt Ian zu 68,4% (67 Antworten) adäquate Antworten und die nicht adäquaten Antworten betragen 31,6% (31 Antworten), visualisiert in Abbildung 8. Im Rahmen der Fragen, welche keine Warum-Fragen sind, antwortet Ian prozentual häufiger adäquat als nicht adäquat. Es beträgt der Prozentwert adäquater Äußerungen 36,8 Prozentpunkte mehr als der für die nicht adäquaten Äußerungen.

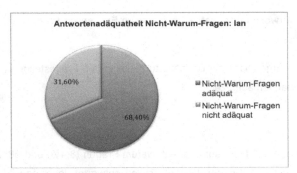

Abbildung 8: Antwortenadäquatheit Nicht-Warum-Fragen: Ian

Zwischen den Antworten auf Warum-Fragen und denen auf Nicht-Warum-Fragen besteht bei Ian bezüglich der Adäquatheit seiner Antworten ein höchst signifikanter Unterschied, denn der Signifikanzwert (p-Wert) ist kleiner als 0.0001*** (Fisher's Exact Test)[14]. So antwortet der Junge auf Fragen, die keine Warum-Fragen sind, prozentual höchst signifikant häufiger adäquat als auf Warum-Fragen.

---

[14] Für die vorliegende Masterarbeit gilt Folgendes im Bezug auf das Signifikanzniveau: $p > 0.05$ keine Signifikanz; $p = 0.05$ ein Trend ist erkennbar; $0.01 < p < 0.05$ signifikant (*); $0.001 < p < 0.01$ sehr signifikant (**); $p < 0.001$ höchst signifikant (***).

5.6.2.2 John

Es zeigt sich, dass John bei 78 Antworten ein Mal auf eine Warum-Frage antwortet (1,3%) und 77 Mal auf Fragen, die keine Warum-Fragen sind (98,7%). Die Warum-Frage beantwortet John adäquat. Die anderen Fragen beantwortet er 55 Mal adäquat (71,4%) und 22 Mal nicht adäquat (28,6%). Bei den Antworten auf Nicht-Warum-Fragen überwiegen die adäquaten Antworten prozentual gegenüber den nicht adäquaten Antworten. Dies wird auch in Abbildung 9 erkennbar. Johns Prozentwert für die adäquaten Antworten ist um 42,8 Prozentpunkte größer als der Prozentwert nicht-adäquater Antworten.

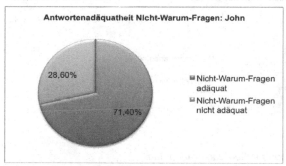

Abbildung 9: Antwortenadäquatheit Nicht-Warum-Fragen: John

Im Hinblick auf die Antwortenadäquatheit von John existiert zwischen der Warum-Fragen-Antwort und den Nicht-Warum-Fragen-Antworten eine höchst signifikante Differenz (p < 0.0001***, Fisher's Exact Test). Der Prozentwert für die adäquate Warum-Fragen-Antwort ist höchst signifikant größer als die Prozentangabe für die adäquaten Nicht-Warum-Fragen-Antworten.

5.6.2.3 Max

Max werden keine Warum-Fragen gestellt, weshalb kein Vergleich von Antworten auf Warum-Fragen und Nicht-Warum-Fragen stattfinden kann.

5.6.3 Fragestellung 2: Antwortenadäquatheit bei Nachfragen und Nicht-Nachfragen

Für Ian, John und Max werden in diesem Abschnitt die Ergebnisse zur Beantwortung der zweiten Fragestellung dargestellt (vgl. Kap. 3.1).

5.6.3.1 Ian

Ian antwortet im gesamten Interview von 107 Mal 23 Mal auf Nachfragen[15] (21,5%). Er antwortet hierbei 13 Mal nicht adäquat (56,5%). Ian gibt zehn adäquate Antworten auf Nachfragen (43,5%). Bei den Antworten auf Nachfragen überwiegen die nicht-adäquaten Antworten prozentual gegenüber den adäquaten Antworten (vgl. Abb. 10). Der Prozentwert adäquater Antworten ist bei den Nachfragen um 13 Prozentpunkte geringer als die Prozentangabe adäquater Antworten.

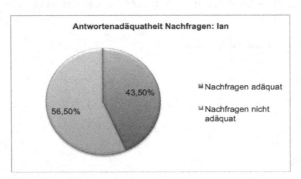

Abbildung 10: Antwortenadäquatheit Nachfragen: Ian

Ian gibt 84 Antworten auf Fragen, die keine Nachfragen sind (78,5%). Davon sind 59 Antworten adäquat (70,2%) und 25 nicht adäquat (29,8%) .Innerhalb der Antworten auf Nicht-Nachfragen sind die adäquaten Antworten prozentual mehr als die nicht-adäquaten Antworten (vgl. Abb. 11). So ist der Prozentwert für die adäquaten Antworten um 40,4 Prozentpunkte höher als derjenige im Bereich der nicht-adäquaten Antworten.

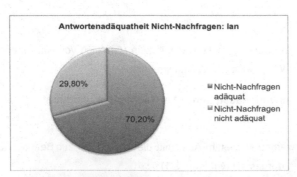

Abbildung 11: Antwortenadäquatheit Nicht-Nachfragen: Ian

---

[15] Es wird hier und im Folgenden nicht differenziert, um die wievielte Nachfrage es sich handelt.

Bezüglich der Antwortenadäquatheit von Ian liegt zwischen den Nachfragen-Antworten und den Nicht-Nachfragen-Antworten eine höchst signifikante Differenz vor (p = 0.0003***, Fisher's Exact Test). Der Prozentwert für die adäquaten Nachfragen-Antworten ist höchst signifikant kleiner als die Prozentangabe für die adäquaten Nicht-Nachfragen-Antworten.

5.6.3.2 John

18 Mal (23,1%) antwortet John von 78 Mal auf Nachfragen im gesamten Interview. Mit elf adäquaten Antworten (61,1%) überwiegen diese bei dem Jungen im Gegensatz zu sieben Antworten, die nicht adäquat sind (38,9%). Dies ist auch in Abbildung 12 dargestellt. Dabei ist der Prozentwert für die adäquaten Äußerungen um 22,2 Prozentpunkte größer als derjenige für die nicht adäquaten.

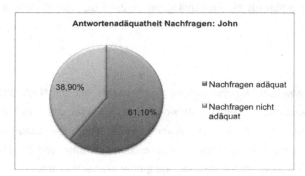

Abbildung 12: Antwortenadäquatheit Nachfragen: John

John beantwortet 60 Fragen, welche keine Nachfragen sind (76,9%). Davon werden 45 adäquate (75%) und 15 nicht adäquate Antworten gegeben (25%). So sind prozentual mehr adäquate als nicht adäquate Antworten vorhanden, was sich auch anhand der Abbildung 13 erkennen lässt. 50 Prozentpunkte höher ist der Wert für die adäquaten Antworten als für die nicht adäquaten Antworten.

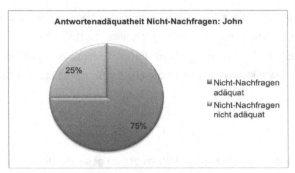

Abbildung 13: Antwortenadäquatheit Nicht-Nachfragen: John

Bezug nehmend zur Adäquatheit der Antworten von John gibt es zwischen den Nachfragen-Antworten und den Nicht-Nachfragen-Antworten eine signifikante Differenz (p =
0.0483*, Fisher's Exact Test). Die Prozentangabe für die adäquaten Nicht-Nachfragen-
Antworten ist signifikant größer als die Prozentangabe für die adäquaten Nachfragen-
Antworten.

5.6.3.3 Max

Max antwortet im Interview, bei 75 Antworten insgesamt, sechs Mal auf Nachfragen
(8%). Vier Antworten sind dabei adäquate Antworten (66,7%). Max gibt zwei nicht
adäquate Antworten (33,3%) in Form von Antwortverweigerungen. Die adäquaten
Antworten sind hierbei prozentual mehr als die inadäquaten Antworten und der Prozentwert adäquater Antworten ist 33,4 Prozentpunkte größer als der Prozentwert nicht-
adäquater Antworten (vgl. Abb. 14).

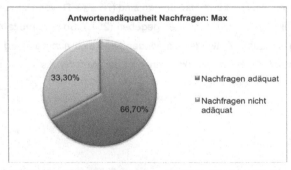

Abbildung 14: Antwortenadäquatheit Nachfragen: Max

92% der gesamten Antworten von Max sind Antworten auf Fragen, die keine Nachfragen sind (69 Antworten). Dabei gibt Max prozentual mehr adäquate (62 Antworten = 89,9%) als nicht adäquate Antworten (7 Antworten = 10,1%), wie auch in Abbildung 15 erkennbar ist. Es ist der Prozentwert adäquater Antworten um 79,8 Prozentpunkte größer als derjenige der nicht-adäquaten Antworten.

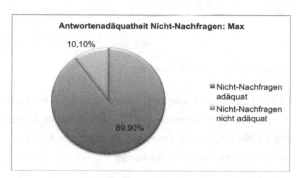

Abbildung 15: Antwortenadäquatheit Nicht-Nachfragen: Max

Im Hinblick auf die Adäquatheit der Antworten von Max existiert zwischen den Antworten auf Nachfragen und den Antworten auf Fragen, die keine Nachfragen sind, ein höchst signifikanter Unterschied (p = 0.0001***, Fisher's Exact Test). Der Prozentwert für die adäquaten Antworten auf Nachfragen ist höchst signifikant kleiner als die Prozentangabe für die adäquaten Antworten auf Fragen, welche keine Nachfragen sind.

5.6.4 Fragestellung 3: Antwortenadäquatheit bei Teilhabe-Fragen und Nicht-Teilhabe-Fragen

Dieser Abschnitt umfasst die Ergebnisse, die zur Beantwortung der dritten Fragestellung wichtig sind (vgl. Kap. 3.1).

5.6.4.1 Ian

Ian gibt von 107 Antworten 95 Antworten auf Fragen zur Teilhabe (88,8%) und 12 Antworten auf Fragen, die keine Teilhabe-Fragen sind (11,2%). Die Teilhabe-Fragen beantwortet Ian mehr adäquat (62 Antworten = 65,3%) als nicht adäquat (33 Antworten = 34,7%), dies ist auch in Abbildung 16 zu sehen. Die Prozentangabe adäquater Antworten ist hier um 30,6 Prozentpunkte höher als die der nicht-adäquaten Antworten.

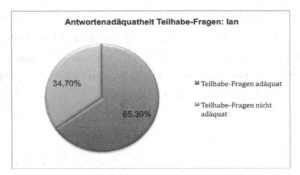

Abbildung 16: Antwortenadäquatheit Teilhabe-Fragen: Ian

Auf Fragen, die keine Teilhabe-Fragen sind, gibt Ian mehr adäquate (7 Antworten = 58,3%) als nicht-adäquate Antworten (5 Antworten = 41,7%), ersichtlich innerhalb Abbildung 17. Der Prozentwert für die adäquaten Antworten ist dabei um 16,6 Prozentpunkte größer als der Prozentwert nicht-adäquater Antworten.

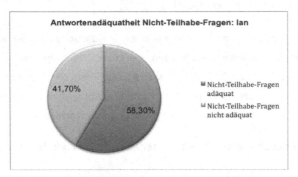

Abbildung 17: Antwortenadäquatheit Nicht-Teilhabe-Fragen: Ian

Zwischen den Antworten auf Teilhabe-Fragen und denen auf Fragen, die keine Teilhabe-Fragen sind, besteht bei Ian bezüglich der Adäquatheit seiner Antworten kein signifikanter Unterschied (p = 0.3833, Fisher's Exact Test).

5.6.4.2 John

John antwortet von insgesamt 78 Mal 70 Mal auf Teilhabe-Fragen (89,7%) und acht Mal auf Nicht-Teilhabe-Fragen (10,3%). Der Junge antwortet auf Teilhabe-Fragen mehr adäquat (48 Antworten = 68,6%) als nicht adäquat (22 Antworten = 31,4%), was auch in Abbildung 18 zu erkennen ist. Der Prozentwert adäquater Antworten ist um 37,2 Prozentpunkte größer als der Prozentwert nicht-adäquater Antworten.

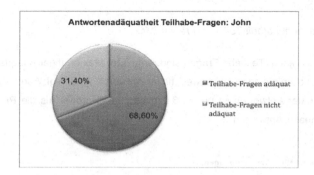

Abbildung 18: Antwortenadäquatheit Teilhabe-Fragen: John

John beantwortet Fragen, welche keine Teilhabe-Fragen sind, zu 100% adäquat. Bezug nehmend zur Adäquatheit der Antworten von John gibt es zwischen den Teilhabe-Fragen- und den Nicht-Teilhabe-Fragen-Antworten eine höchst signifikante Differenz (p < 0.0001***, Fisher's Exact Test). Die Prozentangabe für die adäquaten Antworten auf Teilhabe-Fragen ist höchst signifikant kleiner als die Prozentangabe für die adäquaten Antworten auf Nicht-Teilhabe-Fragen.

5.6.4.3 Max

Bei 75 Antworten im gesamten Interview gibt es bei Max 64 Antworten auf Teilhabe-Fragen (85,3%) und 11 Antworten auf Fragen, die keine Teilhabe-Fragen sind (14,7%). Im Rahmen der Antworten auf Fragen zur Teilhabe gibt Max mehr adäquate (56 Antworten = 87,5%) als nicht adäquate Antworten (8 Antworten = 12,5%, vgl. Abb. 19). Der Prozentwert adäquater Antworten beträgt 75 Prozentpunkte mehr als der Prozentwert der Antworten, die nicht adäquat sind.

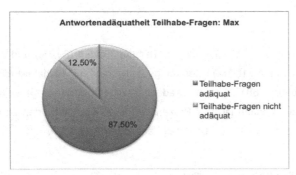

Abbildung 19: Antwortenadäquatheit Teilhabe-Fragen: Max

Innerhalb der Fragen, die keine Teilhabe-Fragen sind, antwortet Max häufiger adäquat (10 Antworten = 90,9%) als nicht adäquat (1 „weiß nicht"-Antwort = 9,1%, vgl. Abb. 20). Der Prozentwert adäquater Antworten ist um 81,8 Prozentpunkte größer als die Prozentangabe nicht-adäquater Antworten.

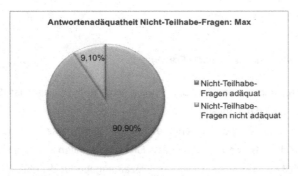

Abbildung 20: Antwortenadäquatheit Nicht-Teilhabe-Fragen: Max

Zwischen den Antworten auf Teilhabe-Fragen und den Antworten auf Fragen, welche keine Teilhabe-Fragen sind, liegt bei Max bezüglich der Adäquatheit seiner Antworten kein signifikanter Unterschied vor (p = 0.6455, Fisher's Exact Test).

5.6.5 Fragestellung 4: Antwortenadäquatheit bei den Schlüsselfragen verschiedener Teilhabe-Themen

In diesem Abschnitt werden die Ergebnisse, die zur Beantwortung der Fragestellung 4 (vgl. Kap. 3.1) bedeutsam sind, geschildert.

5.6.5.1 Ian

Nachstehend finden sich Ians Ergebnisse, die zur vierten Fragestellung (vgl. Kap. 3.1) passen.

5.6.5.1.1 Malen

12 Antworten gibt Ian innerhalb der Schlüsselfragen zum Malen (12 von 92 Antworten = 13%). Davon ist die eine Hälfte (6 Antworten = 50%) adäquat und die andere Hälfte ist nicht adäquat (6 Antworten = 50%).

5.6.5.1.2 Telefonieren

Bei den 15 Schlüsselfragen zum Telefonieren (15 von 92 Antworten = 16,3%) liegen für Ian mehr adäquate (10 Antworten = 66,6%) als nicht adäquate Antworten (5 Antworten = 33,4%) vor. Der Prozentwert adäquater Antworten beträgt dabei 33,2 Prozentpunkte mehr als derjenige für die nicht adäquaten Antworten.

5.6.5.1.3 Neues Lernen

Im Bereich der Schlüsselfragen zum Thema Neues Lernen gibt Ian elf Antworten (11 von 92 Antworten = 12%). Dabei sind die nicht-adäquaten Antworten (7 Antworten = 63,6%) häufiger als die adäquaten Antworten (4 Antworten = 36,4%). Die Prozentangabe für die adäquaten Antworten ist um 27,2 Prozentpunkte kleiner als die für die nicht adäquaten Antworten.

5.6.5.1.4 Anfassen

Ian gibt sechs adäquate Antworten auf die Schlüsselfragen zum Thema Anfassen (6 von 92 Antworten = 6,6%)

5.6.5.1.5 Spielen

Ian antwortet 18 Mal im Bereich der Schlüsselfragen zum Spielen (18 von 92 Antworten = 19,5%). Davon ist die Mehrheit adäquat (13 Antworten = 72,2%) gegenüber fünf nicht-adäquaten Antworten, die inadäquat sind (27,8%). Die Prozentangabe für die adäquaten Antworten beträgt 44,4 Prozentpunkte mehr als die für die nicht adäquaten Antworten.

5.6.5.1.6 Körperliche Gewalt

Zum Thema Körperliche Gewalt antwortet Ian 15 Mal auf Schlüsselfragen (15 von 92 Antworten = 16,3%). Dabei sind die adäquaten Antworten mit 66,7% (10 Antworten) mehr als die Antworten, welche nicht adäquat sind (5 Antworten = 33,3%). 33,4 Prozentpunkte größer ist der Prozentwert adäquater Antworten gegenüber dem nicht adäquater Antworten.

5.6.5.1.7 Schlafen

Bei den Schlüsselfragen zum Thema Schlafen gibt Ian 15 Antworten (15 von 92 Antworten = 16,3%). Überwiegend sind diese im Vergleich zu den nicht adäquaten Antworten (4 Antworten = 26,7%) adäquat (11 Antworten = 73,3%). 46,6 Prozentpunkte mehr beträgt die Prozentangabe adäquater Antworten gegenüber der nicht adäquater Antworten.

5.6.5.1.8 Vergleich der Teilhabe-Themen

Bei den Schlüsselfragen der Teilhabe-Themen Malen und Neues Lernen besteht kein signifikanter Unterschied bezüglich der Antwortenadäquatheit. Ebenso gibt es hierbei keine signifikanten Unterschiede zwischen den Themen Telefonieren, Spielen, Körperliche Gewalt und Schlafen. Die Teilhabe-Themen Telefonieren, Spielen, Körperliche Gewalt und Schlafen unterscheiden sich im Hinblick auf die Adäquatheit der Antworten bei den Schlüsselfragen jeweils von den Themen Malen, Neues Lernen und Anfassen signifikant, sehr signifikant oder höchst signifikant. Weiterhin unterscheidet sich bezüglich der Antwortenadäquatheit das Teilhabe-Thema Anfassen höchst signifikant von den Themen Neues Lernen und Malen. In der nachstehenden Tabelle 3 sind alle Vergleiche zur Adäquatheit der Antworten für die Schlüsselfragen der verschiedenen Teilhabe-Themen inklusive der Signifikanzwerte des Fisher's Exact Testes aufgelistet:

Tabelle 3: Vergleich Antwortenadäquatheit unterschiedlicher Teilhabe-Themen: Ian

Zu vergleichende Teilhabe-Themen	Signifikanz (Fisher's Exact Test)
kein signifikanter Unterschied	
Malen versus Neues Lernen	p = 0.0631
Telefonieren versus Spielen; Spielen versus Körperliche Gewalt	p = 0.5392
Telefonieren versus Körperliche Gewalt; Spielen versus Schlafen	p = 1
Telefonieren versus Schlafen; Körperliche Gewalt versus Schlafen	p = 0.4406
signifikanter Unterschied	
Malen versus Telefonieren; Malen versus Körperliche Gewalt	p = 0.0214*
sehr signifikanter Unterschied	
Malen versus Spielen	p = 0.0022**
Malen versus Schlafen	p =0.0013**
höchst signifikanter Unterschied	
Telefonieren versus Neues Lernen; Telefonieren versus Anfassen; Neues Lernen versus Anfassen; Neues Lernen versus Spielen; Neues Lernen versus Körperliche Gewalt; Neues Lernen versus Schlafen; Anfassen versus Spielen; Anfassen versus; Körperliche Gewalt; Anfassen versus Schlafen; Malen versus Anfassen	p < 0.0001***

5.6.5.2 John

Johns Ergebnisse für die vierte Fragestellung (vgl. Kap. 3.1) befinden sich in diesem Abschnitt.

5.6.5.2.1 Malen

John gibt 20 Antworten auf die Schlüsselfragen zum Thema Malen (20 von 56 Antworten = 35,7%) und antwortet mehr adäquat (15 Antworten = 75%) als nicht adäquat (5 Antworten = 25%), wie in Abbildung 21 ersichtlich wird. Dabei ist der Prozentwert adäquater Antworten um 50 Prozentpunkte größer als der nicht adäquater Antworten.

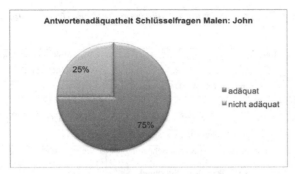

Abbildung 21: Antwortenadäquatheit Schlüsselfragen Malen: John

5.6.5.2.2 Spielen

John antwortet im Bereich der Schlüsselfragen zum Teilhabe-Thema Spielen 36 Mal (36 von 56 Antworten = 64,3%). Davon antwortet der Junge mehr adäquat (24 Antworten = 66,7%) als nicht adäquat (12 Antworten = 33,3%), erkennbar auch in Abbildung 22. Der Prozentwert adäquater Antworten beträgt 33,4 Prozentpunkte mehr als die Prozentangabe für die nicht adäquaten Antworten.

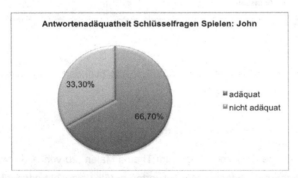

Abbildung 22: Antwortenadäquatheit Schlüsselfragen Spielen: John

5.6.5.2.3 Vergleich der Teilhabe-Themen

Zwischen den Schlüsselfragen der Teilhabe-Themen Malen und Spielen existiert kein signifikanter Unterschied im Bezug auf die Antwortenadäquatheit (p = 0.2753, Fisher's Exact Test).

5.6.5.3 Max

Die Ergebnisse von Max zur Fragestellung 4 (vgl. Kap. 3.1) befinden sich im vorliegenden Abschnitt.

5.6.5.3.1 Anfassen, Blickkontakt, Körperlicher Kontakt

Zu 100% adäquate Antworten finden sich bei den Schlüsselfragen zu den Teilhabe-Themen Anfassen (2 von 58 Antworten = 3,4%), Blickkontakt (3 von 58 Antworten = 5,2%) und Körperlicher Kontakt (5 von 58 Antworten = 8,6%).

5.6.5.3.2 Telefonieren

Innerhalb des Themas Schlüsselfragen Telefonieren beantwortet Max 20 Fragen (20 von 58 Antworten = 34,5%). Davon ist die Mehrheit der Antworten mit 75% adäquat (15 Antworten), denn nur 25% der Antworten sind nicht adäquat (5 Antworten). Um 50 Prozentpunkte größer ist der Prozentwert adäquater Antworten gegenüber dem Prozentwert nicht adäquater Antworten.

5.6.5.3.3 Spielen

Zum Thema Schlüsselfragen Spielen gibt Max 19 Antworten (19 von 58 Antworten = 32,8%). Hierbei ist die Mehrheit (17 Antworten = 89,4%) adäquat und die Minderheit nicht adäquat (2 Antworten = 10,6%: 50% inadäquat & 50% „weiß nicht"). Die Prozentangabe adäquater Antworten ist um 78,8 Prozentpunkte höher als die nicht adäquater Antworten.

5.6.5.3.4 Fußball

Innerhalb des Themas Schlüsselfragen Fußball antwortet Max neun Mal (9 von 58 Antworten = 15,5%). Davon ist die Mehrheit mit 88,9% adäquat (8 Antworten) und die Minderheit mit einer Antwort nicht adäquat (11,1%: 100% eingeschränkte Antworten). 77,8 Prozentpunkte mehr beträgt dabei der Prozentwert adäquater Antworten gegenüber dem Prozentwert nicht adäquater Antworten.

5.6.5.3.5 Vergleich der Teilhabe-Themen

Für die Schlüsselfragen der Teilhabe-Themen Spielen und Fußball existiert kein signifikanter Unterschied im Bezug auf die Antwortenadäquatheit. Weiterhin gibt es hierbei keine signifikanten Unterschiede zwischen den Themen Anfassen, Blickkontakt und Körperlicher Kontakt. Die Teilhabe-Themen Anfassen, Blickkontakt und Körperlicher Kontakt unterscheiden sich bezüglich der Adäquatheit der Antworten bei den Schlüsselfragen jeweils von den Themen Telefonieren, Spielen und Fußball höchst signifikant. Weiterhin unterscheiden sich im Hinblick auf die Antwortenadäquatheit die Teilhabe-Themen Spielen und Fußball jeweils signifikant vom Thema Telefonieren. In der unten stehenden Tabelle 4 befinden sich die Vergleiche zur Antwortenadäquatheit für die Schlüsselfragen der unterschiedlichen Teilhabe-Themen mit den Signifikanzwerten des Fisher's Exact Testes:

Tabelle 4: Vergleich Antwortenadäquatheit unterschiedlicher Teilhabe-Themen: Max

Zu vergleichende Teilhabe-Themen	Signifikanz (Fisher's Exact Test)
kein signifikanter Unterschied	
Spielen versus Fußball; Anfassen versus Blickkontakt; Anfassen versus Körperlicher Kontakt; Blickkontakt versus Körperlicher Kontakt	p = 1
signifikanter Unterschied	
Telefonieren versus Spielen; Telefonieren versus Fußball	p = 0.0159*
höchst signifikanter Unterschied	
Telefonieren versus Anfassen; Telefonieren versus Blickkontakt; Telefonieren versus Körperlicher Kontakt	p < 0.0001***
Spielen versus Anfassen; Spielen versus Blickkontakt; Spielen versus Körperlicher Kontakt; Fußball versus Anfassen; Fußball versus Blickkontakt; Fußball versus Körperlicher Kontakt	p = 0.0007***

6 Diskussion

Im Folgenden wird die Masterarbeit kritisch beleuchtet. Dabei erfolgt die Diskussion der Methodik und der Hypothesen sowie die generelle Diskussion.

6.1 Methodendiskussion

Nachstehend wird die Methodik der Masterarbeit diskutiert.

6.1.1 „ICF-CY-Checkliste für das Kindes- und Jugendalter (3-6)"

Die Interviews der vorliegenden Masterarbeit werden auf Basis der „ICF-CY-Checkliste für das Kindes- und Jugendalter (3-6)" der Deutschen interdisziplinären Arbeitsgruppe zur ICF-Adaption für den Kinder- und Jugendbereich (2012; vgl. Kap. 2.2.2) konzipiert. Dieses Core-Set erscheint vertrauenswürdig, da es von einem Arbeitskreis aus Experten diverser Fachrichtungen und Verbänden aus dem Kinderbereich erstellt wurde. Allerdings befindet sich die Checkliste noch in der Probephase und liegt bislang noch nicht in der Endversion vor, weshalb innerhalb der Masterarbeit diese noch nicht vollständig ausgereifte Arbeitsversion genutzt werden muss. Praktiker sollen die Checkliste anwenden und den Autoren diesbezüglich Rückmeldung geben. Daraufhin soll die Checkliste gegebenenfalls noch modifiziert werden (Deutsche interdisziplinäre Arbeitsgruppe zur ICF-Adaption für den Kinder- und Jugendbereich, 2012). Hierzu leisten die entwickelten Interviews einen Beitrag. Im Vergleich zur Nutzung der Gesamtausgabe der ICF-CY zur Entwicklung der Interviews ist von Vorteil, dass die Checkliste bereits auf Items der ICF-CY begrenzt ist, welche relevant für die Altersgruppe der Drei- bis Sechsjährigen sind. Dennoch besteht die Checkliste aus 101 Items zur Teilhabe. Aufgrund dieser Vielzahl an Items gestaltet sich die Aufbereitung dieser in eine kindgerechte Interviewform schwierig (vgl. Kap. 4.3.3.2). Die Untersucherin muss deshalb Wege zur Reduktion der Items finden (vgl. Kap. 4.1: Gruppendiskussion & 4.2: Fragebogen). Daher lassen sich durch die vorliegenden Interviews nicht alle 101 Teilhabe-Items der Checkliste erfassen. Es stellt sich allerdings die Frage, ob es im Kontext Frühförderung überhaupt nötig und sinnvoll ist, eine derartige Fülle an Teilhabe-Items zu erfassen, zu klassifizieren und „abzuhaken". Eher erscheint es für den Bereich der Frühförderung wesentlich, herauszufinden, wo das Kind Defizite in seiner Teilhabe sieht und wo es seine Teilhabe verbessern möchte. Deshalb wird für die Entwicklung von Interviews zur Teilhabe bei Vorschulkindern vorgeschlagen, die Partizipation als Konstrukt im Sinne der ICF sowie der ICF-CY zu nutzen und Kinder losgelöst von den

Items der ICF-CY oder der Checkliste zu interviewen. So können zum Beispiel die neun Teilhabe-Domänen der ICF-CY (vgl. Kap. 2.1.2) zur Strukturierung von Leitfadeninterviews genutzt werden. Es besteht auch die Möglichkeit die Teilhabe-Themen, über die geredet wird, völlig vom Kind bestimmen zu lassen. Dabei hat das Kind die Möglichkeit im Interview eigene Schwerpunkte zu setzen, ohne eine Lenkung durch Erwachsene. Bei diesen beiden Möglichkeiten kann der Einbezug des Aspektes Kindeswohl (vgl. Kap. 2.4.2) gewährleistet werden, indem in der Förderung des Kindes sowohl die kindlichen Wünsche zur Teilhabe aus dem Interview berücksichtigt werden, als auch zusätzliche Themen, welche die Erwachsenen (Mitarbeiter der Frühförderstelle, Eltern, Erzieher etc.) unter Einbindung des gegenwärtigen und zukünftigen Kindeswohles festlegen.

6.1.2 Gruppendiskussion zur Auswahl der Teilhabe-Items aus der „ICF-CY-Checkliste für das Kindes- und Jugendalter (3-6)" für das Interview

Die Gruppendiskussion (vgl. Kap. 4.1) eignet sich dazu, die Anzahl der Teilhabe-Items der „ICF-CY-Checkliste für das Kindes- und Jugendalter (3-6)" (Deutsche interdisziplinäre Arbeitsgruppe zur ICF-Adaption für den Kinder- und Jugendbereich, 2012) von 101 auf 19 zu begrenzen, um die Realisierbarkeit der Interviews mit Vorschulkindern zu gewährleisten. Weiterhin wird durch die Gruppendiskussion das Kindeswohl (vgl. Kap. 2.4.2 & 2.4.3) bei der Interviewentwicklung berücksichtigt. Positiv ist, dass die Gruppendiskussion unter Einbezug theoretischer Grundlagen zu den Punkten Teilnehmern, Dauer, Technikeinsatz, Rolle des Moderators, Gestaltung des Diskussionsleitfadens sowie Analysemethoden konzipiert wurde. Allerdings sind die Ergebnisse der Focus Group aufgrund der Teilnehmerzusammensetzung subjektiv, denn Merkmale der Diskutanten wie Alter, Beruf, Berufserfahrung oder ihr Bild vom Kind stellen mögliche Einflussfaktoren dar. So hätte eine andere Focus Group (z. Bsp.: anderes Frühförderstellenteam, Eltern, Kinderrechtler, Hochschulpädagogen,...) gegebenenfalls andere Ergebnisse hervorgebracht und es wären somit andere Items für die Interviews in Frage gekommen. Weiterhin sind 80 Minuten Diskussionszeit für 101 Teilhabe-Items recht knapp bemessen. Eventuell wäre es bei mehr Diskussionszeit zu einer anderen Itemauswahl gekommen. Mehr Objektivität hätte erzielt werden können, wenn die Moderatorenrolle eine unabhängige Person übernommen hätte und nicht die Autorin der Masterarbeit, die auch Mitglied des diskutierenden Frühförderstellenteams ist. Weiterhin hätten womöglich durch den Einsatz von Fragebögen mit einer großen Probandenanzahl anstatt einer Gruppendiskussion noch objektivere Ergebnisse erreicht werden können. Anhand der Begründungen der Entscheidungen über die Teilhabe-Items wird ersichtlich, dass diese auch tatsächlich auf Berücksichtigung des Kindeswohles und nicht auf anderen Motivationsgründen basieren (vgl. Kap. 4.1.5). So fügen sich die Begründungen in die Definition zum Kindeswohl (vgl. Kap. 2.4.2) ein. Kritisch zu betrachten ist, dass dreizehn Teilhabe-Items der „ICF-CY-Checkliste für das Kindes- und Jugendalter (3-6)" (Deutsche interdisziplinäre Arbeitsgruppe zur ICF-Adaption für den Kinder- und Jugendbereich, 2012) vom Interview ausgeschlossen werden, weil sich bei diesen die Diskutanten uneinig sind (vgl. Kap. 4.1.5). Die Items hätten auch in das Interview aufgenommen werden können, allerdings wären dann die Interviews unter Umständen recht lang gewesen. Als Alternative hätte auch durch eine weiterführende Diskussion dieser unklaren Items eine Einigung innerhalb der Gruppe herbeigeführt werden können. Anhand der unklaren Items zeigt sich, dass der Kindeswohlbegriff nicht starr definiert ist und Platz für unterschiedliche Meinungen lässt, was auch in der Literatur beschrieben wird (vgl. Kap. 2.4.3). Womöglich sind grundlegende ethische Diskussionen im Bezug auf die Zusammenhänge zwischen Teilhabe, kindlicher Mitbestimmung und Kindeswohl nötig. Es ist der Untersucherin nicht möglich, wie geplant anhand der 19 Teilhabe-Items aus der Gruppendiskussion ein Interview kinderübergreifend zu konstruieren (vgl. Kap. 4.3.3.2), sondern es werden mit Hilfe weiterführender Informationen (vgl. Kap. 4.2: Fragebogen zu den kindlichen Aktivitäten) individuelle Schlüsselfragen erstellt. Dadurch zeigt sich, dass die ICF und die ICF-CY eine starke Individualität verlangen und Pauschalität nicht zu den gewünschten Ergebnissen führt. Innerhalb der Gruppendiskussion werden allein durch Erwachsene unter dem Gesichtspunkt des Kindeswohles 101 Teilhabe-Items auf 19 Teilhabe-Items für das Interview reduziert. Dieser starke Reduktionsprozess erfolgt völlig ohne den Einbezug von Kindern. Dies ist kritisch zu betrachten. Fegert et al. (2005: 118f) sieht die Gefahr, dass Kinder, wenn sie nicht vollständig und frei ihren Willen äußern dürfen, nur scheinbar von Erwachsenen an Entscheidungen beteiligt werden und dass ihnen so ihre Selbstständigkeit genommen wird. So ermöglichen die Interviews dieser Masterarbeit den Kindern zwar die Äußerung ihres Willens, aber noch besser wäre im Sinne von Fegert et al. (2005: 118f) der Einbezug der Kinder von Beginn an. Das heißt es wäre besser, die Kinder bereits in die Konstruktion der Interviews einzubinden, um eine zu starke „Zensierung des Kindeswillens" durch Erwachsene zu vermeiden. Am Ende des Abschnittes 6.1.1 werden dazu Möglichkeiten aufgezeigt. Bei diesen Alternativen kann auf eine Vorauswahl der interviewtauglichen Teilhabe-Items durch Erwachsene verzichtet werden, was eine Gruppendiskussion unnötig erscheinen lässt.

6.1.3 Fragebogen zur Identifikation der gestörten Aktivitäten für das Interview

Mittels des Fragebogens zu den kindlichen Aktivitäten (vgl. Kap. 4.2) können die 19 Teilhabe-Items aus der Gruppendiskussion (vgl. Kap. 4.1) wie geplant für die Interviews weiter reduziert und individuelle Schlüsselfragen erstellt werden. Positiv ist, dass der Fragebogen vorgetestet wurde. Dies hätte allerdings zum Erreichen objektiverer Resultate mit mehr Probanden erfolgen können. Der Einsatz des Fragebogens gestaltet sich sowohl bezüglich der Durchführung als auch im Bezug auf die Auswertung unkompliziert und zeitökonomisch. Der Fragebogen führt zu subjektiven Ergebnissen, abhängig von der Sichtweise des Ausfüllers. Durch die Verwendung von drei Fragebögen je Kind (Eltern, Erzieher, Frühförderstelle) wird versucht, objektivere Ergebnisse zu erzielen, die der kindlichen Lebenswelt entsprechen. Eventuell könnten durch Interviews mit Eltern, Erziehern und Mitarbeitern der Frühförderstelle noch konkretere Informationen zu den kindlichen Aktivitäten gewonnen werden. Allerdings wäre hierbei der zeitökonomische Aufwand bezüglich Durchführung und Auswertung höher als beim Einsatz von Fragebögen. Kritisch betrachtet werden muss, dass die Einschätzung zu den kindlichen Aktivitäten über Erwachsene erfolgt und nicht über die Kinder selbst. Dadurch werden die Kinder wie auch bei der Verwendung der Gruppendiskussion (vgl. Kap. 6.1.2) nicht direkt in den Entwicklungsprozess der Interviews eingebunden. Es werden erneut Entscheidungen bezüglich der Interviewinhalte durch Erwachsene getroffen, was die vollständige Entfaltung des kindlichen Willens im Vorfeld des Interviews schon einschränkt (vgl. Diskussion zum Einsatz der Focus Group am Ende des Abschnittes 6.1.2). So ist es möglich, dass das Kind selbst bei Items Aktivitätsprobleme sieht, bei denen die Erwachsenen von außen keine Aktivitätseinschränkungen feststellen. Dies würde dann zum Ausschluss von Items für die Interviews führen, obwohl das Kind dort Defizite empfindet. Problematisch ist weiterhin, dass Kinder, welche keine Aktivitätsprobleme im Fragebogen aufweisen, nicht zu ihrer Teilhabesituation und ihren -wünschen interviewt werden. Um die Sichtweise des Kindes zu seiner Teilhabe ohne die Filterung Erwachsener zu erfassen, könnten die alternativen Vorgehensweisen aus Abschnitt 6.1.1 gewählt werden. Dabei wäre die Verwendung des Aktivitäten-Fragebogens nicht mehr nötig.

6.1.4 Interviewleitfaden

Positiv ist, dass sich bei der Konstruktion des Interviewleitfadens (vgl. Kap. 4.3) stets bemüht wird, das theoretische Wissen zu Interviews mit Vorschulkindern (vgl. Kap. 2.5) zu berücksichtigen. Alle Inhalte des Leitfadens werden detailliert festgelegt sowie begründet und die Gesprächsinhalte werden individuell für die verschiedenen Kinder entwickelt. Wo es möglich ist, werden die Interviewleitfäden gleich gehalten (Einführung, Eingangsfrage, Abrundung). Der Interviewleitfaden beinhaltet auch Rahmenbedingungen für das Interview (vgl. Kap. 4.3.5). Die genannten Aspekte unterstützen die Replizierbarkeit der Interviews. Die Konzeption der Interviews gestaltet sich aufwendig. Es stellt sich die Frage, inwieweit die Interviewleitfäden im Alltag der Frühförderung praktikabel sind. Die Bereiche Einführung, Eingangsfrage sowie Abrundung könnten dabei aus dem Anhang (vgl. Anhang B1; B2 & B4) und die Rahmenbedingungen aus Kapitel 4.3.5 übernommen werden. Zur Erstellung der Gesprächsinhalte müssten zunächst die Aktivitäten-Fragebögen dreifach ausgefüllt werden (vgl. Kap. 4.2). Auf Grundlage der auffälligen Aktivitäten kann dann der Gesprächsinhalt konstruiert werden. Dazu kann sich am Anhang B3 orientiert werden. Im Anschluss an die Interviewdurchführung sollte die Videoauswertung erfolgen. Dabei können alle kindlichen Informationen zur Teilhabe notiert werden und einer positiven oder negativen Teilhabeeinschätzung zugeordnet werden. Weiterhin können die Teilhabewünsche des Kindes erfasst werden, die in die Förder- und Behandlungsplanung des Kindes einfließen können. Ob dieser Vorgang tatsächlich praktikabel ist, müsste in weiterführenden Studien untersucht werden.

6.1.5 Anwendung Interview

Das verwendete Einzelfalldesign erscheint angemessen, denn die Interviews bestehen für jedes Kind aus individuellen Gesprächsinhalten. Da also nicht das gleiche Interview bei jedem Kind durchgeführt wird, ist eine Gruppenstudie nicht praktikabel. Kelly (2011) sieht bei Einzelfalldarstellungen das Problem der eingeschränkten Generalisierbarkeit der Ergebnisse. Durch die Darstellung einer Vielzahl an Einzelfällen oder durch die Durchführung von Einzelfallserien könnten hierbei generellere Aussagen getroffen werden. In der vorliegenden Masterarbeit werden die drei Probanden einzeln dargestellt und nicht miteinander verglichen. Eine vergleichende Darstellung wäre insbesondere für die gleichen Interviewbestandteile (Einführung, Eingangsfrage, gleiche Teilhabe-Themen, Abrundung) möglich gewesen.

Positiv ist, dass die Probandenauswahl auf zuvor festgelegten Kriterien beruht (vgl. Kap. 5.2). Drei Probanden ist eine geringe Anzahl, allerdings wird mit Hilfe einer Statistik versucht, dass Klientel der betreffenden Frühförderstelle breit abzudecken. Noch besser wäre die Abdeckung des Frühförderstellen-Klientels anhand einer deutschlandweiten Statistik gewesen, damit die ausgewählten Probanden der gesamtdeutschen Zielpopulation entsprechen. Weiterhin wäre es gut gewesen, die Interviews an einer größeren Probandenzahl zu testen, um die Aussagekraft der Ergebnisse zu erhöhen. Dies hätte den Einbezug von Kindern erfordert, die nicht mit dem Interviewer vertraut sind. Hierbei hätte ein Warm-Up dem Interview vorangeschaltet werden können. Die aufgestellten sprachlichen Minimalvoraussetzungen zur Probandenauswahl (vgl. Kap. 5.2) sind nicht absolut klar umgrenzt. Allerdings erscheint es auch nicht sinnvoll, bestimmte T-Werte oder ähnliches anzusetzen. So fehlen noch Untersuchungen, die Auskünfte darüber geben, ab welcher Wortschatzgröße, Syntaxebene, Aussprachefähigkeit oder Sprachverständnisleistung ein Kind tatsächlich fähig ist, verbale Interviews zu führen. Im Bezug auf die Probandendarstellung (vgl. Kap. 5.3) wäre es sowohl für die individuell angepasste Entwicklung des Interviews als auch für die Interpretation der Daten hilfreich gewesen, detailliertere Diagnostiken der kindlichen Fähigkeiten (z. Bsp.: Konzentrationsfähigkeit; kognitive Fähigkeiten; Wort-, Satz- und Fragenverständnis; Wortschatz) durchzuführen.

Die drei Gütekriterien Objektivität, Validität und Reliabilität sind zwar Kriterien aus der quantitativen Forschung, sie können aber laut Geyer (2003: 35ff) auch bei der qualitativen Forschung, wozu ein Leitfadeninterview zählt, angewendet werden. Nachstehend werden diese Gütekriterien im Hinblick auf die vorliegende Masterarbeit kritisch beleuchtet: Die Durchführungsobjektivität (Geyer, 2003: 38) wird bedient, indem ein detaillierter Interviewleitfaden inklusive Fragen und Fragealternativen, Interviewablauf sowie festgelegten Kommunikationsbedingungen vorhanden ist (vgl. Kap. 4.3). Weiterhin sind die Bereiche Einführung, Eingangsfrage und Abrundung für alle Kinder gleich. Eine vollständige Durchführungsobjektivität ist allerdings nicht gegeben, da die Gesprächsinhalte der Kinder verschieden sind und bei einem Leitfadeninterview im Kontrast zu einem standardisierten Interview nicht alle Fragen im Vorfeld festgelegt werden. Weiterhin stellt der Interviewer mit seiner individuellen Persönlichkeit und seinen Interviewfähigkeiten eine Einflussgröße auf die Durchführungsobjektivität dar. Ein Interviewer-Bias könnte vorhanden sein, da alle drei Interviews von der gleichen Person durchgeführt worden sind. Weiterhin ist zu kritisieren, dass die Autorin der vorliegenden Masterarbeit die Interviews geleitet hat und dadurch die Interviewerin nicht unabhängig ist. Besser wäre ein von der Studienarbeit unabhängiger Moderator gewesen, um die Ergebnisse nicht zu verzerren. Im Hinblick auf die Auswertungsobjektivität

(Geyer, 2003: 38f) ist positiv, dass die Analyse anhand Transkriptionsregeln (vgl. Kap. 5.5.1) und mittels Verhaltenscodierungen (in Anlehnung an Fowler & Cannell, 1996) erfolgt. Derartige Schemata zu benutzen steigert die Auswertungsobjektivität. Ungünstig ist, dass die Auswertung durch die Autorin der Masterarbeit erfolgt, welche zugleich die Interviewerin ist. Besser wären unabhängige Auswerter, die nicht das Interview durchgeführt haben und nicht Untersuchungsleiter sind. Weiterhin wären anstatt einem Auswerter, wie in der vorliegenden Studie praktiziert, mehrere Analysten von Vorteil.

Die Validität des Interviews wurde nicht im Vorfeld geprüft. So bleibt unklar, ob mit dem Interview auch wirklich die Teilhabesituation und die –wünsche des Kindes erfasst werden. Laut Geyer (2003: 35f) wäre die Prüfung auf Konvergenz eine Möglichkeit zur Untersuchung der Validität. Dazu müssten die Ergebnisse der Interviews der Masterarbeit mit denen eines anderen Interviews, welches die Teilhabe erfasst, bei denselben Probanden verglichen werden. Je ähnlicher die Ergebnisse sind, desto besser ist die Validität. Problem ist allerdings, dass ein geeignetes Interview zum Vergleich nicht vorhanden ist, welches die gleichen Teilhabe-Themen erfasst wie das Interview der Masterarbeit. Für das Interview der vorliegenden Studienarbeit wäre es aber in Betracht gekommen, Experten darüber urteilen zu lassen, ob Fragen gestellt werden, die die Teilhabe und die -wünsche des Kindes erfassen (vgl. Kommunikative Validierung: Heinze & Thiemann, 1982). Ein Problem bei der Analyse ist, dass die zu vergleichenden Antwortmengen sowohl für die verschiedenen Interviewabschnitte je Kind als auch zwischen den untersuchten Kindern nicht identisch sind. Im Rahmen eines Leitfadeninterviews kann dies nicht gewährleistet werden, da es kein standardisiertes Interview ist und spontan Fragen gestellt werden sollen. Die unterschiedlichen Antwortmengen können insbesondere zu Verzerrungen der Ergebnisse führen, wenn diese stark divergieren. Abhilfe wird hierbei durch die Verwendung von Prozentangaben geschaffen.

Die Reliabilität des Interviews wurde nicht geprüft. Nach Geyer (2003: 37f) käme dazu ein Test-Retest-Verfahren in Frage. Dabei hätten dieselben Interviews mindestens zwei Mal mit dem gleichen Kind durchgeführt werden müssen. Je ähnlicher dabei die Ergebnisse sind, desto höher ist die Reliabilität. Für das vorliegende Interview ist allerdings fraglich, ob so die Reliabilität eingeschätzt werden kann, denn es können sich die Teilhabesituation und – wünsche der Kinder im Laufe der Zeit auch verändern. Dies würde zu unterschiedlichen Ergebnissen führen, ohne dass zwangsläufig eine eingeschränkte Reliabilität vorliegen muss. Eine weitere Möglichkeit zur Prüfung der Reliabilität stellt die Paralleltestmethode dar (Geyer, 2003: 38). Dabei könnten Interviewergebnisse der Masterarbeit mit denen eines anderen Instrumentes zur Erfassung der kindlichen Teilhabesituation und -wünsche verglichen werden. Je höher die Korrelation ist, desto besser ist die Reliabilität. Hierbei besteht das gleiche Problem wie bei der Validitätsmessung. So gibt es kein Instrument, welches die gleichen Teilhabe-Themen erfasst wie das Interview der Masterarbeit. Eine dritte Möglichkeit zur Überprüfung der Reliabilität stellt die Split-Half- Methode dar. Dazu wird das Interview in zwei Teile mit gleicher Fragenanzahl zerlegt und es werden Korrelationen berechnet. Auch diese Methode ist bei dem entwickelten Leitfadeninterview ungünstig. Dieses besteht aus unterschiedlichen Interviewabschnitten (Einführung, Eingangsfrage, Gesprächsinhalt mit verschiedenen Teilhabe-Themen, Abrundung), weshalb eine Teilung des Interviews ungünstig ist, da keine zwei vergleichbaren Teile entstehen. Weiterhin lässt sich vorher nicht festlegen, wo sich die Mitte des Interviews befindet, da es sich um ein Leitfadeninterview handelt, bei dem Zusatzfragen gestellt werden, die nicht im Leitfaden stehen. Möglich wäre allerdings gewesen, die Intercoderreliabilität zu prüfen (Mayring, 2010: 117). Dafür hätte die Analyse (Transkription, Verhaltenscodierung) durch mehrere Personen erfolgen müssen, um dann die Analyseergebnisse miteinander zu vergleichen und die Übereinstimmung der Auswerter festzustellen. Nach Mayring (2010: 120) wird die Reliabilität bedient, indem exakte und explizite Beschreibungen der Analyse erfolgen, welche eine Reproduzierbarkeit gewährleisten. Dies ist in der Masterarbeit geschehen.

Im Bezug auf die drei Testgütekriterien zeigen sich durch die obigen Ausführungen immer wieder die Einschränkungen ihrer Anwendbarkeit auf das Leitfadeninterview der vorliegenden Studienarbeit.

6.2 Hypothesendiskussion

Dieser Abschnitt befasst sich mit der Diskussion der Hypothesen der Masterarbeit (vgl. Kap. 3.2).

6.2.1 Übergeordnete Hypothese

Die übergeordnete Hypothese (vgl. Kap. 2.5) wird für Ian (vgl. Kap. 5.6.1.1), John (vgl. Kap. 5.6.1.2) und Max (vgl. Kap. 5.6.1.3) verifiziert, denn die drei interviewten Jungen geben innerhalb des entwickelten Interviews prozentual mehr adäquate als nicht adäquate Antworten. Diese Ergebnisse zeigen eine Tendenz dazu, dass ein verbales Interview bei den untersuchten Kindern mit Frühförderung möglich ist. Bei keinem der Kinder liegen 100 Prozent korrekte Antworten vor, weshalb nun Interpretationsversuche bezüglich der nicht adäquaten Antworten gegeben werden sollen. Diese gelten auch für die Hypothesendiskussionen in den folgenden Abschnitten des Kapitels 6.2. Laut Fowler und Cannell (1996: 27) werden nicht adäquate Antworten gegeben, wenn die Frage nach Details verlangt, über die der Befragte nicht verfügt. Es besteht auch die Möglichkeit, dass die Bedeutung der Frage der interviewten Person unklar ist (Fowler & Cannell, 1996: 30). Ein eingeschränktes Sprachverständnis (Ian vgl. Kap. 5.3.1.3: Wortverständnis, Satzverstehen und Verständnis von W-Fragen eingeschränkt; John vgl. Kap. 5.3.2.3: Satzverstehen eingeschränkt; Max vgl. Kap. 5.3.3.3: Wortverständnis und Satzverstehen eingeschränkt), Kommunikationsschwierigkeiten (Ian vgl. Kap. 5.3.1.3, John vgl. Kap. 5.3.2.3 und Max vgl. Kap. 5.3.3.3: Wortschatz- und Textproduktionsdefizite), kognitive Einschränkungen (Ian vgl. Kap. 5.3.1.2: Defizite in Logik; Max vgl. Kap. 5.3.3.2: Logik altersgerecht, aber untere Norm), Defizite innerhalb der Aufmerksamkeit, mangelndes Interesse oder eine geringe Motivation führen nach Fowler und Cannell (1996: 28, 35) zu Problemen im Fragenverständnis (vgl. auch Kap. 2.5.1). Es ist allerdings mit Hilfe der Verhaltenscodierung nach Fowler und Cannell (1996) nicht eindeutig identifizierbar, warum keine adäquate Antwort gegeben wird.

6.2.2 Hypothese 1

Für Ian wird die Hypothese 1 verifiziert, denn der Junge antwortet auf die 98 Fragen, die keine Warum-Fragen sind, prozentual höchst signifikant häufiger adäquat als auf die neun Warum-Fragen (vgl. Kap. 5.6.2.1). Dass Ian mehr Probleme mit dem Verstehen von Warum-Fragen als mit anderen Fragen hat, entspricht der Literaturmeinung (vgl. Kap. 2.5.1: Vogl, 2012). Ians Ergebnisse unterstützen die Auffassung von Vogl (2012, vgl. Kap. 2.5.2.3), dass innerhalb von Interviews mit Vorschulkindern der Anteil an Warum-Fragen gering gehalten werden soll.

Bei John ist der Prozentwert für die adäquaten Warum-Fragen-Antworten höchst signifikant größer als die Prozentangabe für die adäquaten Nicht-Warum-Fragen-Antworten. Dieses Ergebnis spricht für eine Falsifizierung der ersten Hypothese. Allerdings wird John lediglich eine Warum-Frage im Vergleich zu 77 Nicht-Warum-Fragen gestellt (vgl. Kap. 5.6.2.2). Dies könnte zu einer Ergebnisverzerrung geführt haben, weshalb bei John keine abschließende Aussage zur Hypothese 1 getroffen werden kann.

Max werden keine Warum-Fragen gestellt (vgl. Kap. 5.6.2.3), weswegen bei ihm die erste Hypothese nicht beurteilbar ist.

Bei allen Kindern wird der Hinweis aus der Literatur umgesetzt, möglichst wenig Warum-Fragen zu stellen (Vogl, 2012; vgl. Kap. 2.5.2.3). Ians Ergebnisse sprechen dafür, bei Vorschulkindern auf Warum-Fragen zu verzichten. Es besteht auch die Möglichkeit auf Alternativen auszuweichen, sobald Kinder innerhalb eines Interviews Probleme mit Warum-Fragen zeigen. So könnten den Kindern anstelle von Warum-Fragen offene

Fragen (z. Bsp.: „Was passiert da?", „Was ist da los?") oder Aufforderungen zum weiterführenden Erzählen (z. Bsp.: „Erzähle mir mehr darüber!") gestellt werden, um die Gründe, Ursachen und Zusammenhänge zu erfassen.

6.2.3 Hypothese 2

Für Ian, John und Max wird die Hypothese 2 falsifiziert, denn der Prozentwert für die adäquaten Nachfragen-Antworten ist jeweils (höchst) signifikant kleiner und nicht wie vermutet signifikant größer als die Prozentangabe für die adäquaten Nicht-Nachfragen-Antworten (vgl. Kap. 5.6.3). Bei John liegt der p-Wert allerdings bei 0.0483* (Fisher's Exact Test), womit eine Tendenz in Richtung nicht signifikantem Unterschied zu erkennen ist (vgl. Kap. 5.6.3.2).

In der Literatur (vgl. Kap. 2.5.2.3: Vogl, 2012: 100; Trautmann, 2010: 101) werden bei Interviews mit Vorschulkindern Nachfragen empfohlen, um die gewünschten Informationen zu erhalten, da junge Kinder auf erstmalige Fragen öfter noch nicht ausreichend antworten. Bei den untersuchten Kindern führen auch Nachfragen nicht in jedem Falle zu adäquaten Antworten. Dies könnte daran liegen, dass Nachfragen bei für die Kinder schwer zu beantworteten Fragen gestellt werden. Für die Kinder bleiben die entsprechenden Inhalte dann trotz Umformulierung der Frage schwierig. Eventuell wäre es für die untersuchten Kinder hilfreicher gewesen, Satzinhalte zu erklären oder neue Fragen zum Thema zu stellen anstatt den Wortlaut der ursprünglichen Frage abzuwandeln.

6.2.4 Hypothese 3

Für Ian (vgl. Kap. 5.6.4.1) und Max (vgl. Kap. 5.6.4.3) kann die Hypothese 3 verifiziert werden. Bei beiden Kindern besteht kein signifikanter Unterschied zwischen dem Prozentwert adäquater Antworten auf Teilhabe-Fragen und dem Prozentwert adäquater Antworten auf Nicht-Teilhabe-Fragen.

Die Hypothese 3 wird allerdings für John falsifiziert, denn bei dem Jungen ist die Prozentangabe für die adäquaten Antworten auf Teilhabe-Fragen höchst signifikant kleiner als die Prozentangabe für die adäquaten Antworten auf Nicht-Teilhabe-Fragen. Er beantwortet alle Nicht-Teilhabe-Fragen korrekt, wohingegen die Teilhabe-Fragen zu 68,6 Prozent adäquat beantwortet werden (vgl. Kap. 5.6.4.2). Bei John sind die Nicht-Teilhabe-Fragen oft Entscheidungsfragen und somit weniger komplex als die Teilhabe-Fragen. Der Unterschied zwischen Antworten auf Teilhabe- und Antworten auf Nicht-Teilhabe-Fragen könnte auch darin begründet sein, dass die Teilhabe-Fragen weniger alltäglich für das Kind sind als die Nicht-Teilhabe-Fragen, die innerhalb der Einführung oder den Spielsituationen gestellt werden. Eventuell könnte das Ergebnis auch dadurch bedingt sein, dass Nicht-Teilhabe-Fragen am Anfang des Interviews zu finden sind (Einführung und Eingangsfrage), wo Johns Konzentrationsfähigkeit noch nicht beansprucht wurde. Auch besteht während der Spielsequenzen, in denen Nicht-Teilhabe-Fragen gestellt werden, eine alltäglichere und entspanntere Atmosphäre als während der reinen Befragungssituation, in der die Teilhabe-Fragen gestellt werden. Diese angesprochenen Punkte treffen auch auf die Interviews von Ian sowie Max zu, aber bei den beiden Jungen erfolgt eine Verifizierung der dritten Hypothese. Eventuell wäre es für John besser, auch die Schlüsselfragen zur Teilhabe während des Spielens zu stellen, wohingegen für die beiden anderen untersuchten Kinder eine Trennung zwischen Spiel und Befragung gut geeignet ist. Johns Ergebnisse zeigen weiterhin, dass es bei der Interviewentwicklung wichtig ist, den Schweregrad der Fragen im gesamten Interview konstant einfach zu halten.

6.2.5 Hypothese 4

Bei Ian wird die Hypothese 4 für Malen versus Neues Lernen sowie für Telefonieren versus Spielen versus Körperliche Gewalt versus Schlafen verifiziert. Bei dem Jungen liegen innerhalb der Schlüsselfragen keine signifikanten Unterschiede zwischen den relativen Häufigkeiten adäquater Antworten bei den Teilhabe-Themen Malen und Neues Lernen vor, ebenso nicht zwischen Telefonieren, Spielen, Körperliche Gewalt und Schlafen (vgl. Kap. 5.6.5.1).
Falsifiziert werden muss die vierte Hypothese bei Ian für Telefonieren versus Malen, Neues Lernen und Anfassen, für Spielen versus Malen, Neues Lernen und Anfassen, für Körperliche Gewalt versus Malen, Neues Lernen und Anfassen sowie für Schlafen versus Malen, Neues Lernen und Anfassen. Dabei unterscheiden sich bei den Schlüsselfragen die relativen Häufigkeiten adäquater Antworten von Telefonieren, Spielen, Körperliche Gewalt und Schlafen jeweils signifikant, sehr signifikant oder höchst signifikant von Malen, Neues Lernen und Anfassen. Außerdem unterscheidet sich diesbezüglich bei Ian das Teilhabe-Thema Anfassen höchst signifikant von den Themen Neues Lernen und Malen, weshalb auch hierfür die Hypothese 4 falsifiziert wird (vgl. Kap. 5.6.5.1).
Bei genauerer Betrachtung der verschiedenen Teilhabe-Themen zeigt sich, dass bei Ian trotz dem Vorliegen signifikanter Unterschiede innerhalb der Antwortenadäquatheit zwischen Telefonieren, Spielen, Körperlicher Gewalt und Schlafen versus Anfassen Gemeinsamkeiten vorliegen. Bei diesen Themen gibt Ian jeweils prozentual mehr adäquate als nicht adäquate Antworten. Innerhalb Anfassen gibt Ian zu 100 Prozent korrekte Antworten, was bei keinem anderen Thema vorkommt. Erklärbar könnte dies

dadurch sein, dass beim Anfassen durchweg Entscheidungsfragen gestellt werden, die für Ian wahrscheinlich einfacher zu beantworten sind als offene Fragen.

Beim Thema Malen gibt Ian genauso viele adäquate wie nicht adäquate Antworten und beim Thema Neues Lernen kommt es zu mehr nicht adäquaten als adäquaten Antworten. Beim Malen erfolgen öfter eingeschränkte Antworten, da Ian mit seinen Antworten lediglich Bezug zu dem zuvor gemalten Bild nimmt und nicht generell über das Malen spricht. Er bleibt demnach in der Gegenwart verhaftet, was Piagets (1995) Erkenntnissen zum kognitiven Status von Vorschulkindern entspricht (vgl. Kap. 2.5.1). Beim Thema Neues Lernen scheint Ian von den Wörtern „blöd" und „doof" bei den Fragen der Interviewerin („Was findest du daran blöd/doof?") abgelenkt zu sein, denn er tätigt Äußerungen wie „Und pupsi" oder „Ba, ba" und schreit „aaah". Möglich ist auch, dass das Thema Neues Lernen im Vergleich zu den anderen Teilhabe-Themen einen höheren Abstraktheitsgrad für Ian aufweist.

Bei John wird die Hypothese 4 verifiziert, denn es unterscheiden sich innerhalb der Schlüsselfragen des Gesprächsinhaltes die relativen Häufigkeiten adäquater Antworten zwischen den beiden Teilhabe-Themen Malen und Spielen nicht signifikant voneinander (vgl. Kap. 5.6.5.2).

Bei Max wird die vierte Hypothese für die Teilhabe-Themen Spielen versus Fußball verifiziert, ebenso für Anfassen versus Blickkontakt versus Körperlicher Kontakt (vgl. Kap. 5.6.5.3).

Falsifiziert wird die Hypothese 4 bei Max für Anfassen versus Telefonieren, Spielen und Fußball, für Blickkontakt versus Telefonieren, Spielen und Fußball sowie für Körperlicher Kontakt versus Telefonieren, Spielen und Fußball. Außerdem wird die letzte Hypothese für Spielen versus Telefonieren und für Fußball versus Telefonieren bei Max falsifiziert. Hierbei liegen jeweils bezüglich der Antwortenadäquatheit (höchst) signifikante Unterschiede vor (vgl. Kap. 5.6.5.3). Trotz signifikanter Unterschiede lässt sich bei Max feststellen, dass bei allen besprochenen Teilhabe-Themen mehr adäquate als nicht adäquate Antworten gegeben werden. Diesbezüglich verhalten sich die sechs Teilhabe-Themen somit gleich.

Es kommt zu signifikanten Differenzen, da Max innerhalb der Themen Anfassen, Blickkontakt und Körperkontakt jeweils zu 100 Prozent adäquat antwortet, was bei den anderen Themen nicht der Fall ist. Bei Anfassen. Blickkontakt und Körperkontakt werden dem Jungen allerdings auch weniger Fragen gestellt (2-5 Fragen) als bei den anderen Themen (8-15 Fragen), was eventuell Einfluss auf die Ergebnisse hat.

Bei Ian und Max treten bezüglich der Antwortenadäquatheit statistisch bedeutsame Differenzen zwischen verschiedenen Teilhabe-Themen auf, obwohl alle Schlüsselfragen theoriegeleitet konzipiert wurden. Als Ursache hierfür kann vermutet werden, dass

trotz theoriegeleiteter Fragenentwicklung nicht bei jedem Thema exakt gleiche Fragen-
formen und -komplexitäten existieren. Eine weitere Begründung für die Unterschiede
ist, dass der Interviewleitfaden entsprechend der kindlichen Antworten verschiedene
Fragen vorgibt. Wenn das Kind seine Teilhabe positiv einschätzt, fallen weiterführende
Fragen weg, die auch für Vorschulkinder schwierige Warum-Fragen enthalten. Dies
kann sich auf die Fragenverständlichkeit auswirken, was dann zu Differenzen hierbei
innerhalb verschiedener Teilhabe-Themen führt.

Außerdem ist es möglich, dass das Kind für verschiedene Themen ein unterschiedli-
ches Interesse zeigt, sich Wortverstehen und Wortschatz für verschiedene Themen
unterscheiden, die Themen für das Kind einen unterschledlichen Abstraktheitsgrad
aufweisen und die kindliche Konzentration bei den Themen einen Einfluss auf die Ergebnisse nimmt.

Um die unterschiedlichen Teilhabe-Themen noch ähnlicher zu gestalten, könnten im
Interviewleitfaden die Fragearten je Thema gleich gehalten werden und eine gleiche
Komplexität der Syntax bei den Fragen verfolgt werden. Dies lässt sich allerdings bei
den Im Interview spontan gestellten Fragen nur schwer organisieren. Es lässt sich außerdem kaum vermeiden, dass die Themen für die Kinder von unterschiedlichem Interesse sind. Wortschatz- und Verständnisdefizite könnten durch mehr Erklärungen
oder Hilfsmittel wie Abbildungen aufgefangen werden.

6.3 Generelle Diskussion

Im Bezug auf die Teilhabe-Erfassung bei Vorschulkindern mit Förderstatus existiert bislang noch kein Interview, das sich an den Items der ICF-CY anlehnt. Diese Lücke wird versucht mit dem innerhalb der Masterarbeit entwickelten Interview zu schließen (vgl. Kap. 2.3.3). Weiterhin liegen zumeist standardisierte Interviews in Fragebogenform vor, obwohl dies nicht den Forderungen aus der Theorie zur Gesprächsführung mit Kindern entspricht. In der Literatur werden für den Vorschulbereich Leitfadeninterviews empfohlen (Vogl, 2012; Trautmann, 2010; Delfos, 2004; Roux, 2002; Lenz, 2001; vgl. Kap. 2.5.2.1), was in der vorliegenden Masterarbeit umgesetzt wird.

Ziel der Masterarbeit ist es, herauszufinden, ob Interviews zur Teilhabe bei Kindern mit Frühförderung möglich sind, obwohl diese Kinder die Voraussetzungen zur Interviewfähigkeit aus der Literatur nicht vollständig erfüllen (vgl. Kap. 2.5.1). So weist Ian eine Entwicklungsstörung auf und John sowie Max haben eine allgemeine Entwicklungsverzögerung. Ian zeigt Defiziten in der Logik und alle Kinder weisen eine SES mit Wortschatz-, Textproduktions- und Sprachverständnisdefiziten auf (vgl. Kap. 5.3). Die Ergebnisse zeigen, dass alle untersuchten Probanden innerhalb der Interviews ins Reden kommen, denn alle Kinder geben eine Vielzahl an Antworten (vgl. Kap. 5.6.1: Ian – 107 Antworten, John – 78 Antworten, Max – 75 Antworten). Keines der Kinder verweigert das Interview und es ist in keinem Fall ein Interviewabbruch nötig. Weiterhin hat die Interviewerin den Eindruck, dass innerhalb aller Interviews eine lockere und entspannte Gesprächsatmosphäre herrscht. Alle Fragen der verschiedenen Interviewleitfäden können gestellt werden. Auch die Verifizierung der übergeordneten Hypothese bei allen untersuchten Kindern (vgl. Kap. 6.2.1) spricht dafür, dass ein Interview bei Kindern mit Frühförderung möglich ist, die den Probanden ähneln oder bessere Voraussetzungen als diese haben (vgl. Kap. 5.3). So weisen alle interviewten Kinder mehr adäquate als nicht adäquate Antworten im Interview auf. Die Fragen zu den adäquaten Antworten sind demnach gut konzipiert beziehungsweise gut spontan gestellt worden und der Leitfadenaufbau ist hierbei erfolgreich. Auch scheint das Spiel als Hinführung bei den Fragen mit adäquaten Antworten hilfreich zu sein und das Interview kann somit für die Fragen, welche adäquate Antworten hervorrufen, als erfolgreich eingestuft werden. An Stellen, wo keine adäquaten Antworten vorliegen, ist eine Optimierung des Interviews erforderlich. Dazu geben die möglichen Ursachen für das Vorliegen nicht adäquater Antworten aus dem Kapitel 6.2.1 Hinweise und auch die weiteren Interpretationen der Hypothesendiskussionen. Folgende Aspekte sollten bei weiteren Interviews zur Teilhabe mit Vorschulkindern bedacht werden:

- dem Kind immer wieder verdeutlichen, dass es beim Antworten um das Thema allgemein geht und nicht nur um die aktuelle Spielhandlung
- das Kind immer wieder auf das eigentliche Gesprächsthema aufmerksam machen
- bei verschiedenen Teilhabe-Themen die Fragearten und -Komplexitäten gleich halten
- Nachfragen können helfen, aber nicht in jedem Falle
- mögliche Alternativen, falls auch Nachfragen nicht zu adäquaten Antworten führen, könnten sein:
  - Wort- und Satzbedeutung klären
  - Einsatz von Bildern zur Unterstützung der Fragenverständlichkeit
  - Anbieten von Auswahlantworten
  - neue und einfachere Fragen innerhalb des Teilhabe-Themas stellen
  - Einsatz indirekter Methoden zur Teilhabeerfassung (vgl. Kap. 2.3.2)
- Warum-Fragen vermeiden (vgl. Kap. 6.2.2: Ians Ergebnisse)
- noch individualisiertere Entwicklung von Interviews als in der Masterarbeit
  - kindliche Entwicklungsbereiche (Kognitionen, Konzentration, Sprache) differenziert diagnostizieren und Ergebnisse bei Interviewentwicklung einbeziehen
  - individuelle Kombination von Hilfsmitteleinsatz, Fragearten und indirekten Methoden

Die obigen Hinweise sollten in nachfolgenden Interviews berücksichtigt werden und es sollte untersucht werden, ob diese Tipps zur Interviewgestaltung bei den befragten Kindern zu einer Steigerung der Anzahl adäquater Antworten führt.

Ziel der entwickelten Interviews ist es, die Teilhabe beim Kind zu erfassen. Anhand der Untersuchung zur dritten Hypothese (vgl. Kap. 6.2.4) wird ersichtlich, dass bei jedem interviewten Kind innerhalb der Teilhabe-Fragen mehr adäquate als nicht adäquate Antworten vorliegen. Dies spricht dafür, dass mittels der konzipierten Interviews bei den untersuchten Kindern die Teilhabe als subjektives Konstrukt im Sinne der ICF (vgl. Kap. 2.1.1) größtenteils erfasst werden kann. So ist davon auszugehen, dass das erstellte Interview einen Beitrag zur Teilhabe- und Fallerfassung auf ICF-CY-Basis im Kontext Frühförderung leistet, wie von verschiedenen Autoren (z. Bsp.: Kraus de Camargo & Simon, 2013; Deutsche interdisziplinäre Arbeitsgruppe zur ICF-Adaption für den Kinder- und Jugendbereich, 2012; Hollenweger, 2008) gefordert wird (vgl. Kap. 2.2.2). Um tiefgründigere Aussagen hierzu treffen zu können, müsste das vorliegende Interview allerdings zum Einen auf Validität geprüft werden (vgl. 6.1.5) und zum Anderen müsste zusätzlich zur erfolgten Untersuchung der Fragenverständlichkeit noch eine inhaltliche Analyse der kindlichen Äußerungen erfolgen (z. Bsp. mittels der Inhaltsanalyse nach Mayring, 2011). Innerhalb einer Inhaltsanalyse müsste untersucht werden, wie ertragreich die adäquaten Antworten der Kinder im Bezug auf die Erfassung der Teilhabesituation und –wünsche sind. Nur mit Hilfe einer Inhaltsanalyse können mögliche Widersprüche in den kindlichen Äußerungen aufgedeckt werden, was nicht durch die erfolgte Analyse zur Fragenverständlichkeit möglich ist. Derartige widersprüchliche Antworten werden zum Beispiel bei Dettenborn (2010: 105) beobachtet. Bei Ian liegt zum Beispiel ein solcher Widerspruch vor. Der Junge benennt die Wii zunächst als sein Lieblingsspielzeug und äußert später im Interview: „Wii ist doof."

Die ursprüngliche Idee der Masterarbeit war es, mit dem Interview eine Vielzahl der Teilhabe-Items der „ICF-CY-Checkliste für das Kindes- und Jugendalter (3-6)" (Deutsche interdisziplinäre Arbeitsgruppe zur ICF-Adaption für den Kinder- und Jugendbereich, 2012) erfassen zu können. Die Aufbereitung der Checkliste als Interview gestaltet sich schwierig. Dies liegt einerseits an der großen Itemmenge (101 Teilhabe-Items) und andererseits an den Items an sich. Diese sind zum Teil schwierig in eine für Kinder verständliche Fragenform zu transferieren (vgl. Kap. 4.3.3). Aufgrund dieser beiden Faktoren stellt sich die Frage nach der Anwendbarkeit der ICF-CY sowie der ICF-CY-Checkliste (Deutsche interdisziplinäre Arbeitsgruppe zur ICF-Adaption für den Kinder- und Jugendbereich, 2012), wie in Kapitel 6.1.1 bereits diskutiert wurde. 101 Teilhabe-Items beim Kind indirekt durch Erwachsene zu erfassen erscheint möglich, aber diese beim Vorschulkind direkt zu erheben, wie eigentlich von der ICF-CY und der Checkliste intendiert, erscheint nicht realisierbar. Das Kind müsste dazu über mehrere Sitzungen interviewt werden und dies zum Teil zu Items, die das Kind nicht betreffen und seiner Lebenswelt nicht entsprechen. Hierbei erscheint das Verhältnis von Aufwand und Nutzen nicht angemessen.

Der Konflikt zwischen Kindeswohl und Kindeswille aus Kapitel 2.4.3 kommt beim Einsatz von Gruppendiskussion und Aktivitäten-Fragebogen zum Tragen, wie bereits innerhalb der Kapitel 6.1.2 und 6.1.3 diskutiert wurde. Im Nachhinein sind diese beiden zur Interviewentwicklung genutzten Methoden nicht zufriedenstellend, da die Erwachsensensicht so zu stark gewichtet ist. Bei weiteren Interviews zur Erfassung der kindlichen Teilhabe sollten lieber die Alternativen aus Kapitel 6.1.1 verwirklicht werden:

Es sollte ein Leitfadeninterview auf Basis der neun ICF-CY-Teilhabe-Domänen konzipiert werden oder ein Interview, welches es dem Kind ermöglicht, die Teilhabe-Themen, über die es reden möchte, frei zu wählen. Daraufhin kann die Frühförderung sowohl an den Interviewergebnissen und damit am Kindeswillen ausgerichtet werden, als auch an zusätzlichen Zielen, die aus Erwachsenensicht nötig sind, um das Kindeswohl zu sichern. Durch dieses Vorgehen könnte auch die Forderung der ICF, die Person, um die es geht, von Anfang an in den Klassifizierungsprozess einzubinden, erfüllt werden (vgl. Kap. 2.3.1; DIMDI, 2005: 173).

7 Schlussfolgerungen und Ausblick

Es sollten zukünftig weitere Interviews zur Teilhabeerfassung für Vorschulkinder mit Frühförderung und auch für andere Kinder verschiedenen Alters innerhalb unterschiedlicher Therapie- und Förderbereiche (z. Bsp.: Logopädie, Physiotherapie, Ergotherapie,...) entwickelt werden. Die Interviews sollten dann auf Fragenverständlichkeit hin sowie inhaltsanalytisch untersucht werden, um noch mehr Erkenntnisse darüber zu gewinnen, wie Interviews für unterschiedliche Kinder gestaltet werden müssen, um die Teilhabe erfassen zu können. Es sollte noch eingehender untersucht werden, bei welchen Kindern verbale Interviews möglich sind. Außerdem sollte erforscht werden, welche Hilfsmittel eingesetzt werden können, wenn Fragen nicht adäquat beantwortet werden. Weiterhin ist zu klären, wie bei Kindern, für die Interviews nicht möglich sind, die Teilhabe bestmöglich erfasst werden kann. Welche indirekten Methoden sind hierbei am besten geeignet?

Es ist auch wichtig zu erforschen, wozu kindliche Teilhabe-Informationen genutzt werden können: Wie ist die Eignung der kindlichen Teilhabe-Angaben zum Erstellen von Förder- und Behandlungsplänen? Können die Teilhabe-Informationen des Kindes zur Beurteilung des Outcomes der Förderung genutzt werden?

Des weiteren sollten Interviews zur Teilhabe-Erfassung beim Kind im Alltag innerhalb der Frühförderung oder anderer Therapiezweige angewendet werden: Wie wird die Anwendbarkeit von Kind, Eltern und Pädagogen beziehungsweise Therapeuten beurteilt?

Letztendlich wird durch die Beschäftigung mit den Themen Teilhabe und Kindeswille in der vorliegenden Masterarbeit deutlich, dass diese beiden Punkte innerhalb der Förderung von Kindern berücksichtigt werden sollten. Damit Frühförderung für das Kind sinnstiftend ist, sollte sie sich an der Teilhabe orientieren (vgl. SGB XI), denn die Erhebung der Teilhabesituation des Kindes spiegelt das wahre Leben wider und nicht die reine Erfassung von kindlichen Funktionen innerhalb von Testungen. Eine Orientierung der Frühförderung an der Teilhabe ist unweigerlich damit verbunden, die Sichtweise des Kindes zu dessen Teilhabe am Leben zu erfassen. Wann immer möglich sollte dies erfolgen, indem das Kind direkt zu seiner Teilhabesituation und seinen -wünschen befragt wird. Ist dies nicht möglich, sollte die Teilhabe indirekt eingeschätzt werden.

Mit einem Zitat von Lang (1985: 15f), das die vorliegende Untersuchung stets begleitete, wurde diese Masterarbeit eingeleitet. Mit eben diesen Worten soll die Studienarbeit auch beendet werden, damit Langs Worte (1985: 15f) weitere Untersuchungen und praktische Anwendungen auf dem Gebiet der Erfassung der Sichtweise von Kindern geleiten können:

> „Kinder sehen ihre Umwelt mit anderen Augen als Erwachsene, und nur, wenn wir die kindliche Umwelt auch aus ihrer Sicht erfassen, wenn wir die Kinder selbst berichten und bewerten lassen, kann diese Umwelt adäquat im Hinblick auf kindliche Entwicklung und kindliches Wohlbefinden beurteilt werden."

8 Literaturverzeichnis

Alderson, P. (2003). Die Autonomie des Kindes: über die Selbstbestimmungsfähigkeit von Kindern in der Medizin. In C. Wiesemann, A. Dörries, G. Wolfslast & A. Simon (Hrsg.), *Das Kind als Patient: Ethische Konflikte zwischen Kindeswohl und Kindeswille* (S. 28-47). Frankfurt/Main: Campus Verlag.

Amorosa, H. (2011). Einführung in die Internationale Klassifikation der Funktionsfähigkeit, Behinderung und Gesundheit, Version für Kinder und Jugendliche (ICF-CY). Zugriff am 12.10.2013 über http://www.fruehfoerderung-viff.de/aktuelles/bundesvereinigung/detail/fachbeitrag-zur-icf-cy-von-frau-prof.-amorosa/

Arbeitsstelle Frühförderung Bayern (2010). Tests, Screenings und Inventare. Zugriff am 02.10.2013 über http://www.fruehfoerderung-bayern.de/informations-und-arbeitspapiere/tests-und-screenings/

Balloff, R. (2004). *Kinder vor dem Familiengericht.* Reinhardt: München.

Bibliographisches Institut GmbH (2013). Teilhabe, die. Zugriff am 06.10.2013 über http://www.duden.de/rechtschreibung/Teilhabe

Brooks, M. (2005). Drawing as a unique mental development tool for young children interpersonal and intrapersonal dialogues. *Contemporary Issues in Early Childhood, 6(1),* 80–91.

Büchner, P. (2003). Kinder und Kindheit in der Erwachsenengesellschaft: Ein Blick auf die Stellung des Kindes aus kindheitssoziologischer Sicht. In C. Wiesemann, A. Dörries, G. Wolfslast & A. Simon (Hrsg.), *Das Kind als Patient: Ethische Konflikte zwischen Kindeswohl und Kindeswille* (S. 11-27). Frankfurt/Main: Campus Verlag.

Clahsen, H. (1982). *Spracherwerb in der Kindheit: Eine Untersuchung zur Entwicklung der Syntax bei Kleinkindern.* Tübingen: Narr.

Dehn-Hindenberg, A. (2010). *Gesundheitskommunikation im Therapieprozess: Lehr- und Arbeitsbuch für Ausbildung, Studium und Praxis.* Idstein: Schulz-Kirchner.

Delfos, M. F. (2004). *„Sag mir mal...": Gesprächsführung mit Kindern (4-12 Jahre).* Weinheim: Beltz.

Dettenborn, H. (2010). *Kindeswohl und Kindeswille: Psychologische und rechtliche Aspekte.* München: Ernst Reinhardt Verlag.

Deutsche interdisziplinäre Arbeitsgruppe zur ICF-Adaption für den Kinder- und Jugendbereich (2012). ICF-Checklisten für das Kindes- und Jugendalter. Zugriff am 09.01.2014 über http://www.fruehfoerderung-viff.de/aktuelles/bundesvereinigung/ checklisten-aus-der-icf-cy/

Dickenson, D. & Jones, D. (1995). True wishes: The philosophy and developmental psychology of children's informed consent. *Philosophy, Psychiatry, & Psychology, 2,* 287-303.

Diehl, U. (2003). Über die Würde der Kinder als Patienten: das Prinzip der Menschenwürde in der Medizinethik am Beispiel der Pädiatrie. In C. Wiesemann, A. Dörries, G. Wolfslast & A. Simon (Hrsg.), *Das Kind als Patient: Ethische Konflikte zwischen Kindeswohl und Kindeswille* (S. 151-173). Frankfurt/Main: Campus Verlag.

DIMDI (2005). ICF: Internationale Klassifikation der Funktionsfähigkeit, Behinderung und Gesundheit. Zugriff am 11.01.2014 über http://www.dimdi.de/dynamic/de/klassi/downloadcenter/icf/endfassung

DIMDI (2011). *ICF-CY: Internationale Klassifikation der Funktionsfähigkeit, Behinderung und Gesundheit bei Kindern und Jugendlichen.* Bern: Huber.

Dockett, S. & Perry, B. (2005). Researching with children: insights from the Starting School Research Project. *Early Child Development and Care, 175(6),* 507–521.

Dohmen, A., Dewart, H. & Summers, S. (2009). *Das Pragmatische Profil: Analyse kommunikativer Fähigkeiten von Kindern.* München: Elsevier.

Driessnack, M. (2006). Draw-and-tell conversations with children about fear. *Qualitative Health Research, 16(10),* 1414–1435.

DVfR & DGRW (2012). Diskussionspapier Teilhabeforschung. Zugriff am 04.11.2013 über http://www.dvfr.de/stellungnahmen/single-news/diskussionspapier-teilhabeforschung-vom-dvfr-und-dgrw-ausschuss-reha-forschung-erarbeitet/

Ernst, B. (2007). *Münchener funktionelle Entwicklungsdiagnostik für Kinder von 4 bis 6 Jahren.* München: Medimont.

Fegert, J. M., Wiethoff, K., Dippold, I., Rothärmel, S. & Wolfslast, G. (2005). Information und Partizipation von Kindern und Jugendlichen bei Behandlungsentscheidungen in der Kinder- und Jugendpsychiatrie. In C. Brochhausen & H. W. Seyberth (Hrsg.), *Kinder in klinischen Studien: Grenzen medizinischer Machbarkeit?* (S. 117-143). Münster: LIT Verlag.

Flick, U. (1999). *Qualitative Forschung: Theorie, Methoden, Anwendung in Psychologie und Sozialwissenschaften.* Reinbek bei Hamburg: Rowohlt.

Fowler, F. J. & Cannell, C. F. (1996). Using Behavioral Coding to Identify Cognitive Problems with Survey Questions. In N. Schwarz & S. Sudman (Eds.), *Answering Questions: Methodology for Determining Cognitive and Communicative Processes in Survey Research* (pp. 15-36). San Francisco: Jossey-Bass Publishers.

Fox, A.V. (2007). *Kindliche Aussprachestörungen: Phonologischer Erwerb, Differenzialdiagnostik, Therapie.* Idstein: Schulz-Kirchner.

Gebhardt, W. (2001). *Entwicklungsbedingte Sprachverständnisstörungen bei Kindern im Grundschulalter: Status und Diagnostik im klinischen Kontext.* München: Utz.

Geyer, S. (2003). *Forschungsmethoden in den Gesundheitswissenschaften: Eine Einführung in die empirischen Grundlagen. Grundlagentexte Gesundheitswissenschaften.* Weinheim. Juventa Verlag.

Goswami, U. (2001). *So denken Kinder: Einführung in die Psychologie der kognitiven Entwicklung.* Bern: Verlag Hans Huber.

Güntheroth, M., Wiese, K. & Gumpert, M. (2011). *Aktivität und Partizipation von 4-6jährigen Kindern im Kindergartenalltag: Eine Befragung von Erzieherinnen.*

healthact chq (2013). CHQ: Child Health Questionnaire. Zugriff am 28.12.2013 über http://www.healthact.com/chq.php

Heinze, T. & Thiemann, E. (1982). Kommunikatiive Validierung und das Problem der Geltungsbegründung. *Zeitschrift für Pädagogik, 28,* 635-642.

Heinzel, F. (2000). *Methoden der Kindheitsforschung. Ein Überblick über Forschungszugänge zur kindlichen Perspektive.* Weinheim und München: Juventa.

Henrichsen, A. P. (2010). *„Woher weißt du, was gut für mich ist?": Partizipation von Kindern und Jugendlichen in der Therapie der Erziehungsberatung.* Frankfurt: Khorshid Verlag.

Hollenweger, J. (2004). *Referat: Die ICF als gemeinsames Planungsinstrument für Kindergarten, Schule, Fachdienste und Eltern.* Bozen: (kein Verlag).

Hollenweger, J. (2007). Frühförderung und ICF. *Frühförderung interdisziplinär, 4,* 149-157.

Hollenweger, J. (2008). ICF-CY: Neue Zugänge zur Diagnose und Therapie von Kindern mit Mehrfachbehinderungen. In B. Giel & V. Maihack (Hrsg.), *Sprachtherapie & „Mehrfachbehinderung": Die Internationale Klassifikation von Funktionsfähigkeit, Behinderung und Gesundheit (ICF) als Chance* (S. 61-78). Köln: Pro-Log Therapie- und Lernmittel OHG.

Holliday, E. L., Harrison, L. J. & McLeod, S. (2009). Listening to children with communication impairment talking through their drawings. *Journal of Early Childhood Research, 7(3),* 244–263.

Hurrelmann, K. & Bründel, H. (2003): *Einführung in die Kindheitsforschung.* Weinheim: Beltz.

John, J. E. (2007). The child's right to participate in research: myth or misconception. *British Journal of Nursing, 16(3),* 157–160.

Jordens, P. (2012). *Language Acquisition and the Functional Category System.* Berlin: De Gruyter.

Kaffka-Backmann, M., Simon, L. & Grunwaldt, A. (2007). Praktische Erfahrungen mit der Verwendung einer ICF-Checkliste für die Interdisziplinäre Frühförderung („ICF-Checkliste IFF"). *Frühförderung interdisziplinär, 4,* 167-172.

Kauschke, C. & Siegmüller, J. (2010). *Patholinguistische Diagnostik bei Sprachentwicklungsstörungen (PDSS).* München: Elsevier.

Kazdin, A. E. (2011). *Single-case research designs: methods for clinical and applied settings.* Oxford: Oxford University Press.

Keller, J. & Kielhofner, G. (2005). Psychometric characteristics of the Child Occupational Self-Assessment (COSA), Part Two: Refining the psychometric properties. *Scandinavian Journal of Occupational Therapy, 12 (4),* 147-158.

Kelly, K. (2011). Critical Review: Possible Intervention Programs for Remediation of Word-Finding Difficulties in School-Age Children. Zugriff am 23.11.2013 über http://uwo.ca/fhs/csd/ebp/reviews/2010-11/Kelly.pdf

King, G., Law, M., King, S., Hurley, P., Hanna, S., Kertoy, M., Rosenbaum, P., & Young, N. (2004). *Children's Assessment of Participation and Enjoyment (CAPE) and Preferences for Activities of Children (PAC).* San Antonio, USA: Harcourt Assessment Inc..

Kraus de Camargo, O. (2007). Die ICF-CY als Checkliste und Dokumentationsraster in der Praxis der Frühförderung. *Frühförderung interdisziplinär, 4,* 158-166.

Kraus de Camargo, O. (2011). *Referat: Die ICF-CY in der Frühförderung.* München: (kein Verlag).

Kraus de Camargo, O. & Simon, L. (2013): *Die ICF-CY in der Praxis.* Bern: Huber.

Krüger H. H. & Grunert, C. (2001). Biographische Interviews mit Kindern. In I. Behnken & J. Zinnecker (Hrsg.), *Kinder. Die biographische Perspektive. Ein Handbuch* (S. 129-142). Velber: Kallmeyer Verlag.

Lamnek, S. (1998). Gruppendiskussion: Theorie und Praxis. Weinheim: Psychologie Verlags Union.

Lang, S. (1985). *Lebensbedingungen und Lebensqualität von Kindern.* Frankfurt am Main und New York: Campus.

Lenz, A. (2001). *Partizipation von Kindern in Beratung und Therapie: Entwicklungen, Befunde und Handlungsperspektiven.* Weinheim: Juventa.

Lothar, A. (2009). Kindeswohl und Kindeswille. *PÄD Forum: Unterrichten erziehen*, *37/28 (4)*, 179-181.

Liebau, E. (1999). *Erfahrung und Verantwortung: Werteerziehung als Pädagogik der Teilhabe.* Weinheim und München: Juventa.

Lüscher, K. & Lange, A. (1992): Konzeptuelle Grundlagen einer Politik für Kinder: Ansätze und Begründungen aus sozialwissenschaftlicher Sicht. *Zeitschrift für Sozialisationsforschung und Erziehungssoziologie, 12 (3)*, 204-218.

Manificat S, Dazord A, Cochat, P. & Nicolas J. (1997). Evaluation de la vie en pediatric comment recuellir le point de vie de l'enfant. *Arch Pediatric, 4*, 1238-1246.

Mayer, H. O. (2013). *Interview und schriftliche Befragung: Grundlagen und Methoden empirischer Sozialforschung.* München: Oldenbourg Verlag.

Mayring, P. (2010). *Qualitative Inhaltsanalyse: Grundlagen und Techniken.* Weinheim: Beltz.

Meibauer, J. (2013). Pragmatik: Grundlagen, Entwicklung, Störung. Zugrifff am 10.02.2014 über http://www.germanistik.uni-mainz.de/linguistik/mitarbeiter/meibauer/publikationen/pubaufsaetze/Meibauer,%20Pragmatik%20 Grundlagen%20Entwicklung%20Stoerung%20Ms.pdf

Moritz, H. P. (1989). *Die (zivil-)rechtliche Stellung der Minderjährigen und Heranwachsenden innerhalb und außerhalb der Familie (Schriften zum bürgerlichen Recht, Band 15).* Berlin: Duncker und Humboldt.

McLeod, S. (2004). Speech pathologists' application of the ICF to children with speech impairment. *Advances in Speech-Language Pathology, 6*, 75-81.

McLeod, S., Daniel, G. & Barr, J. (2006). Using children's drawings to listen to how children feel about their speech. In C. Heine & L. Brown (Eds.), *Proceedings of the 2006 Speech Pathology Australia National Conference* (pp 38–45). Melbourne: Speech Pathology Australia.

Morris, C. (2009). Measuring participation in childhood disability: how does the capability approach improve our understanding. *Developmental Medicine & Child Neurology, 52 (2)*, 92–94.

Neumann, S. (2011). *LKGSF komplex: Sprachtherapeutische Diagnostik bei Lippen-Kiefer-Gaumen-Segel-Fehlbildung.* Reinhardt: München.

Owens, R. E. (2008): *Language Development: An Introduction.* Boston: Pearson.

Patton, M. Q. (1990). *Qualitative Evaluation and Research Methods.* Newbury Park: Sage.

Penner, Z. & Kölliker Funk, M. (1998). *Therapie und Diagnose von Grammatikstörungen: Ein Arbeitsbuch.* Luzern: Edition SZH/SPC.

Petermann, F. & Wiedebusch, S. (2003). *Emotionale Kompetenz bei Kindern.* Göttingen: Hogrefe.

Piaget, J. (1995). *Intelligenz und Affektivität in der Entwicklung des Kindes: Ein Schlüssel zum Verständnis menschlichen Verhaltens.* Frankfurt: Suhrkamp.

Pluto, L. (2007). *Partizipation in den Hilfen zur Erziehung: Eine empirische Studie.* München: Verlag Deutsches Jugendinstitut.

Ravens-Sieberer, U. & Bullinger, M. (1998). Assessing health-related quality of life in chronically ill children with the German KINDL: first psychometric and content analytical results. *Quality of Life Research, 7(5),* 399-407.

Rehakind e.V. (2013). *1. ICF-CY-Anwenderkonferenz Schwerte.* Schwerte: (kein Verlag).

Reuterskiöld Wagner, C., Sahlén, B. & Nettelbladt, U. (1999). What's the story?: Narration and comprehension in Swedish preschool children with language impairment. *Child Language Teaching and Therapy, 15,* 113-137.

Rothärmel, S. (2009). Beteiligung von Kindern an medizinischen Entscheidungen: Schutz des Persönlichkeitsrechts Minderjähriger in ärztlicher Heilbehandlung. Zugriff am 13.12.2013 über http://liga-kind.de/fruehe/209_rothaermel.php

Roux, S. (2002). *Wie sehen Kinder ihren Kindergarten?.* Weinheim: Juventa Verlag.

Siegmüller, J., Ringmann, S., Strutzmann, E., Beier, J., & Marschik, P. B. (2012). Ein Marker für Sprachentwicklungsstörungen im späten Vorschulalter: die Textproduktion. *Sprache-Stimme-Gehör, Early Online, doi: 10.3109/14015439.2011.638672.*

SoSci Survey (2013). Pretest des Fragebogens. Zugriff am 07.11.2013 über https://www.soscisurvey.de/help/doku.php/de:survey:pretest

Spangler, G. (2005). Einwilligung bei Kindern aus Sicht der kognitiven Entwicklung. In C. Brochhausen & H. W. Seyberth (Hrsg.), *Kinder in klinischen Studien: Grenzen medizinischer Machbarkeit?* (S. 117-143). Münster: LIT Verlag.

Stewart, D. W. & Shamdasani,N. (1990). Focus Group: Theory and Practice. Newbury Park: Sage.

Trabasso, T. & Nickels, M. (1992). The development of goal of actions in the narration of a picture story. *Discourse Processes, 15,* 249–275.

Trabasso, T. & Stein, N. L. (1997). Narrating, representing and remembering event sequences. In: P. Van den Broek, P. Bauer & T. Bourg (Eds.), *Developmental spans in event comprehension and representation* (pp. 237-270). Mahwah, New Jersey: Lawrence Erlbaum Associates.

Trautmann, T. (2010). *Interviews mit Kindern: Grundlagen, Techniken, Besonderheiten, Beispiele.* Wiesbaden: VS Verlag für Sozialwissenschaften.

Ulich, M. & Mayr, T. (2003). *Sismik: Sprachverhalten und Interesse an Sprache bei Migrantenkindern in Kindertageseinrichtungen (Beobachtungsbogen und Begleitheft)*. Freiburg: Herder.

Ulich, M. & Mayr, T. (2006). *Seldak: Sprachentwicklung und Literacy bei deutschsprachig aufwachsenden Kindern (Beobachtungsbogen und Begleitheft)*. Freiburg: Herder.

Vanryckeghem, M. & Brutten, G. J. (2007). *Communication Attitude Test for Preschool and Kindergarten Children Who Stutter (KiddyCAT)*. San Diego: Plural Publishing.

Vereinigung für Interdisziplinäre Frühförderung e. V. (2013): *Qualitätsstandards für interdisziplinäre Frühförderstellen in Deutschland*. München: (kein Verlag).

Vereinigung für Interdisziplinäre Frühförderung NRW e. V. (2012). *Fachtagung: Fit für die ICF-CY - Lust und Frust*. Dortmund: (kein Verlag).

Vogl, S. (2012). *Alter und Methode: Ein Vergleich telefonischer und persönlicher Leitfadeninterviews mit Kindern*. Wiesbaden: VS Verlag.

Vollmann, J. (2003). Konzeptionelle und methodische Fragen bei der Feststellung der Einwilligungsfähigkeit bei Kindern. In C. Wiesemann, A. Dörries, G. Wolfslast & A. Simon (Hrsg.), *Das Kind als Patient: Ethische Konflikte zwischen Kindeswohl und Kindeswille* (S. 48-58). Frankfurt/Main: Campus Verlag.

Wagner, I. (1991). Entwicklungspsychologische Grundlagen. In H. Barchmann, W. Kinze & N. Roth (Hrsg.), *Aufmerksamkeit und Konzentration im Kindesalter* (S. 72-80). Berlin: Verlag Gesundheit.

Walther, C. (2009). Wie erleben stotternde Kinder ihr Sprechen?: Eine empirische Untersuchung. *Forum Logopädie, 2 (23)*, 24-28.

Wertfein, M. (2006). *Emotionale Entwicklung im Vor- und Grundschulalter im Spiegel der Eltern-Kind-Interaktion: Dissertation*. München: LMU München.

WHO (2001). *International Classifcation of Functioning Disability and Health: ICF*. Geneva: World Health Organization.

WHO (2007). *International Classification of Functioning, Disability and Health: Children and Youth Version: ICF-CY*. Geneva: World Health Organization.

Yarrow, L. J. (1960). Interviewing children. In P. H. Mussen (Ed.), *Handbook of research methods in child development* (pp. 561-602). New York: John Wiley.

Zitelmann, M. (2001). *Kindeswohl und Kindeswille im Spannungsfeld von Pädagogik und Recht*. Münster: Votum Verlag.

Fragebogen zu den Aktivitäten des Kindes

Der vorliegende Fragebogen beschäftigt sich mit den Aktivitäten des Kindes.
Bitte machen Sie ein Kreuz an der entsprechenden Stelle und beschreiben Sie gege-
benenfalls kurz die problematischen Aktivitäten. Mit Ihrer Unterstützung können die
Stärken und Schwächen des Kindes im Bezug auf seine Aktivitäten erfasst werden.
Vielen Dank für Ihre Hilfe!

Aktivitäten	Ankreuzen			Beschreibung Probleme
	keine Probleme	Probleme	trifft nicht zu	
bewusste sinnliche Wahrnehmungen (z. Bsp.: Erkunden mit dem Mund, Berühren, Schmecken, Riechen)				
Fremdsprache oder Gebärdensprache erwerben				
Verstehen von Gebärdensprache				
Verwenden von Gebärdensprache				
nicht-sprachliche Mitteilungen produzieren (z. Bsp.: Gesten, Symbole, Zeichnungen)				

Kommunikationsgeräte und –techniken benutzen (z. Bsp.: Telefon, Computer, Lippenlesen)				
Gegenstände mit Beinen und Füßen bewegen (z. Bsp.: Ball, Fahrradpedal)				
ein Fahrzeug fahren (z. Bsp.: Laufrad, Roller, Fahrrad)				
Körperkontakt in Beziehungen aufnehmen und angemessen darauf reagieren				
Familienbeziehungen aufbauen und aufrecht erhalten				
außerhalb der Kindertagesstätte oder anderen Einrichtungen Dinge erlernen				
sich mit Spielen beschäftigen				
ausdauerndes Spiel				
andere beim Spielen beobachten				

neben anderen spielen ohne mitzuspielen				
gemeinsam spielen				
Erholung und Freizeit haben				
Beteiligung an Religion und Spiritualität				
Menschenrechte (z. Bsp.: Gewaltfreiheit, Meinungsfreiheit, Gleichberechtigung, Bildung, bestmöglicher Gesundheitszustand) genießen				

B Interviewleitfaden

B1 Einführung

Tabelle 12: Einführung

	Einführung
Begrüßung	Hallo (Name des Kindes), alles klar bei dir? (auf kindliche Antwort eingehen) Heute setzen wir uns auf die beiden Kissen. (beide setzen sich)
Erklärung Video-aufnahme und Ver-traulich-keit sowie Erklärung Interview-ziel und Aufgabe des Kindes	Unser Zimmer sieht irgendwie anders aus. Fällt dir was auf? (kindliche Reaktion abwarten) (Ja,) Da ist eine Videokamera. Heute machen wir nämlich etwas ganz Besonderes! Wir reden miteinander und drehen einen Film davon. Das Video dürfen nur wir beide anschauen. Ich schalte jetzt die Kamera ein. (Interviewerin schaltet Kamera an und stellt ihre Position ein.) Gleich spielen wir zusammen. Ich frage dich dabei ein paar Dinge. Du darfst mir antworten und ganz viel von dir erzählen. In Ordnung? (ggf. weiter erklären) Ich möchte wissen, wie es dir im Kindergarten und zu Hause so geht. Und du darfst entscheiden, was du in nächster Zeit noch lernen möchtest. Das bespreche ich dann mit Mama, Papa, (Namen der weiteren Frühförderinnen des Kindes) und deinen Erzieherinnen (ggf. andere Personen, je nach kindlichem Umfeld). Da können dir dann alle helfen.
Material	- Videokamera - 2 Sitzkissen

B2 Eingangsfrage

Tabelle 13: Eingangsfrage

	Eingangsfrage
Hinführung	So – dann geht es jetzt los! Jetzt frage ich dich ganz viele Sachen.
Frage	→ Was spielst du am liebsten? Erzähl mal!
Material	- Videokamera - 2 Sitzkissen

B3 Gesprächsinhalt Ian

d335 Non-verbale Mitteilungen produzieren: Malen

<u>Hinführung</u>
- *Material: Buntstifte, Papier, 2 Sitzkissen*
- So, jetzt kenne ich dein Lieblingsspiel. Mein Lieblingsspiel ist Malen. Das können wir jetzt mal machen. (beide malen)

<u>Teilhabe erfassen</u>
→ Malst du gerne? (<u>wenn nein</u>: Warum nicht?, Stört dich das?[16] <u>wenn ja</u>: Was malst du am liebsten?)
→ Wenn ihr im Kindergarten malt, malst du dann gerne mit? (<u>wenn nein</u>: Warum nicht?, Stört dich das?)
→ Gibt es Sachen, die du noch nicht so gut malen kannst? (<u>wenn ja</u>: Was klappt noch nicht so gut?)
→ Erkennen andere deine Bilder? (<u>wenn nein</u>: Stört dich das?)

<u>Veränderung gewünscht?</u>
→ Möchtest du schöner malen? (<u>wenn ja</u>: Was möchtest du schöner malen? oder: Was soll besser klappen?)

d360 Kommunikationsgeräte und -techniken benutzen: Telefonieren

<u>Hinführung</u>
Material: Ians gemaltes Bild, 2 Spielzeugtelefone, Plüschrabe Finki, 2 Sitzkissen
- Wir haben was Schönes gemalt und du hast mir viel dazu erzählt. Prima! Finki möchte mit dir telefonieren. Er möchte so gerne etwas über dein Bild wissen. (Finki und Ian telefonieren.)

<u>Teilhabe erfassen</u>
→ Mit wem telefonierst du immer so?
→ Telefonierst du gerne? (<u>wenn nein</u>: Warum nicht?, Stört dich das?)

---

[16] „Stört dich das?" ersetzbar durch „Findest du das blöd?" oder „Findest du das doof?" oder: „Ärgert dich das?"; dies gilt für alle „Stört dich das?"-Fragen bei allen drei Kindern

→ Ist das Telefonieren noch schwierig? (<u>wenn ja:</u> Was klappt noch nicht so gut?, Stört dich das?)

<u>Veränderung gewünscht?</u>	→ Möchtest du gerne besser telefonieren können? (<u>wenn ja:</u> Was soll besser klappen?)

d810 Informelle Bildung/Ausbildung: Neues lernen

<u>Hinführung</u>	- *Material: Schleifenlernrahmen, 2 Sitzkissen* - Nun hast du fertig telefoniert und wir haben schön über das Telefonieren geredet. Jetzt möchte ich dir mal etwas Neues beibringen: Schleife binden. (Interviewerin bindet Schleife und Ian soll es nachahmen.)
<u>Teilhabe erfassen</u>	→ Lernst du gerne neue Sachen? (<u>wenn nein:</u> Warum nicht?, Was ist schwer für dich?) → Kannst du immer mitmachen, wenn ihr Kinder neue Sachen lernt? (<u>wenn nein:</u> Warum nicht?, Stört dich das? *(ggf. an entsprechender Stelle „neue Sachen lernen" erklären: z. Bsp.: wie Fahrrad fahren, Schwimmen, Lied lernen)*
<u>Veränderung gewünscht?</u>	→ Möchtest du beim Lernen noch schneller sein? → Soll das Lernen leichter gehen?

d120 Andere bewusste sinnliche Wahrnehmungen: Anfassen und d880, d8800, d8801, d8802, d8803 Spielen

<u>Hinführung</u>	- *Material: Dinosaurier, Holzbausteine, Spielzeugobst und –gemüse, 2 Sitzkissen* Du warst ganz fleißig beim Schleife binden. Prima! Jetzt dürfen wir spielen. Ich habe dir Dinos, Bausteine und Futter für die Dinos mitgebracht. (beide spielen damit)

1) d120 Andere bewusste sinnliche Wahrnehmungen: Anfassen

| Teilhabe erfassen | - Hey, du fasst (...) aber doll an! Mach vorsichtig! Das geht sonst kaputt! |
| | → Fasst du Sachen sonst auch so dolle an? |

- falls Ian nichts grob anfasst: Interviewerin fasst etwas grob an: Oh oh, das hab ich aber dolle angefasst! Da muss ich aufpassen. Das geht sonst kaputt!
→ Fasst du Sachen auch ganz dolle an?

<u>- wenn ja:</u>
→ Stört dich das?
→ Kannst du Sachen auch vorsichtig anfassen? (<u>wenn nein:</u> Stört dich das?)
→ Schimpft jemand mit dir, wenn du was ganz doll anfasst? (<u>wenn ja:</u> Wer schimpft mit dir?, Stört dich das?)
→ Geht da manchmal was kaputt, wenn du Sachen so doll anfasst? (<u>wenn ja:</u> Stört dich das?)

<u>Veränderung gewünscht?</u> → Magst du Sachen vorsichtiger anfassen?

(ggf. „vorsichtig anfassen" und „doll anfassen" an entsprechender Stelle vormachen zur Verständnissicherung)

2) d880, d8800, d8801, d8802, d8803 Spielen

<u>Teilhabe erfassen</u> - Ich kenne ja schon dein Lieblingsspiel. Das hast du mir ja vorhin verraten: (...)
→ Was spielst du noch gerne?
→ Magst du auch Spiele am Tisch? (<u>wenn nein:</u> Warum magst du das nicht so?)
→ Welche Spiele findest du doof?
→ Spielst du gerne alleine?
→ Spielst du gerne mit anderen Kindern?
→ Darfst du überall mitspielen? (<u>wenn nein:</u> Warum nicht?, Stört dich das?)

<u>Veränderung gewünscht?</u>	→ Soll beim Spielen etwas besser klappen? (<u>wenn ja:</u> Was soll besser klappen?)
	→ Wo möchtest du gerne noch mitspielen?

d7105 Körperlicher Kontakt in Beziehungen und d940 Menschenrechte: Körperliche Gewalt

<u>Hinführung</u>	- *Material: 2 Batakas (Anti-Aggressions-Schläger), 2 Sitzkissen*
	- Jetzt haben wir schön gespielt. Du hast alle meine Fragen ganz toll beantwortet! Jetzt dürfen wir uns noch mal richtig austoben! Hier habe ich zwei Schläger. Damit dürfen wir uns jetzt hauen Mit diesen Schlägern ist Hauen erlaubt. (beide schlagen sich mit Batakas).
<u>Teilhabe erfassen</u>	→ Haust du dich immer mal? (<u>wenn ja:</u> Erzähl mal!)
	→ Haust du andere Kinder? (<u>wenn ja:</u> Warum?, Erzähl mal!, Bekommst du deshalb Ärger? → <u>wenn ja:</u> Erzähl mal!, Stört dich das?)
	→ Haust du Erwachsene? (<u>wenn ja:</u> Warum?, Bekommst du deshalb Ärger? → <u>wenn ja:</u> Erzähl mal!, Stört dich das?)
	→ Hauen dich andere Kinder? (<u>wenn ja:</u> Warum?, Stört dich das?)
<u>Veränderung gewünscht?</u>	→ Sollen andere Kinder lieber mit dir sein?
	→ Möchtest du lieber sein mit anderen?

d920 Erholung und Freizeit: Schlafen

<u>Hinführung</u>	- *Material: 2 Kissen, 2 Decken, 2 Sitzkissen*
	- Oh Mann! Heute haben wir aber viel gemacht! Wir haben gemalt, telefoniert, eine Schleife gebunden, gespielt und gekämpft! Da dürfen wir jetzt schlafen!
<u>Teilhabe erfassen</u>	- Machst du gerne Mittagsschlaf im Kindergarten? (<u>wenn nein:</u> Warum nicht?)

- Erzähle mal vom Mittagsschlaf!

<u>Veränderung gewünscht?</u>   - Soll das Schlafen im Kindergarten anders sein?

(<u>wenn ja:</u> Was soll anders sein?)

B4 Abrundung

Tabelle 14: Abrundung

	Abrundung
Ankündigung Gesprächsende	Ich habe jetzt ganz viel gefragt. Nun bin ich nicht mehr neugierig. Jetzt ist unser Gespräch gleich vorbei. Ich möchte dir zum Schluss noch etwas sagen und dir noch eine letzte Frage stellen.
Zusammenfassung Gespräch und Schlussfrage	→ Interviewerin fasst das Gespräch je nach Verlauf zusammen z. Bsp.: Ich habe ganz viel über dich erfahren. Ich weiß jetzt, was dir gut gefällt. (prägnante Angaben des Kindes nennen) Und ich weiß, was dir noch schwer fällt. (prägnante Angaben des Kindes nennen). Jetzt weiß ich sogar, was noch besser klappen soll (prägnante Angaben des Kindes nennen). Da können dir (Namen der Frühförderinnen) und ich jetzt helfen. Auch Mama, Papa und deine Erzieherinnen (ggf. andere Personen nennen, je nach kindlichem Umfeld) können dir dabei helfen! Jetzt kommt die allerletzte Frage: → Fällt dir noch etwas ein, was du besser können möchtest?
Lob, Dank, Abschlusshandlung	→ Vielen Dank, dass du so toll mitgemacht hast! Da freu ich mich ganz doll! Wollen wir uns zum Schluss noch ein Stück vom Video ansehen? Danach darfst du wieder zu deinen Kindern gehen (zu Mama gehen etc.). (Videoausschnitt ansehen, Verabschiedung)
Material	- Videokamera - 2 Sitzkissen

C Probanden

C1 MFED 4-6 Ian

Tabelle 15: Ergebnisse Münchener funktionelle Entwicklungsdiagnostik für Kinder von 4 bis 6 Jahren: Ian

auffällige Bereiche	- Feinmotorik: PR unter 2 ; IQ unter 70
	- Visuelle Intelligenz: PR unter 2; IQ unter 70
	- Sprache: PR unter 2; IQ unter 70
	- Logik: PR unter 2; IQ unter 70
	- Zahlenverständnis: PR unter 2 ; IQ unter 70
	- Selbständigkeit: PR 5; IQ 76

PR = Prozentrang
IQ = Intelligenzquotient

C2 PDSS Ian

Tabelle 16: Ergebnisse Patholinguistische Diagnostik bei Sprachentwicklungsstörungen: Ian

unauffällige Bereiche	- Produktion des obligatorischen Artikels vor Unika
	- Wortbetonung
	- Mundmotorik
auffällige Bereiche	- Phonemdifferenzierung (T-Wert 29)
	- Phonetik/Phonologie: /s, z/ interdental; /l/ im Auslaut elisiert; Konsonantenverbindungen reduziert oder verändert: /kʁ/ → /tʁ/, ʃpʁ/ → /pʁ/, /pʁ/ → /p/, /tsv/ → /ts/, /ʃm/ → /ʃk/, /ʃtʁ/ → /ʃʁ/
	- Wortproduktion Nomen (T-Wert 23)
	- Wortproduktion Verben (T-Wert 8)
	- Wortproduktion Adjektive (T-Wert zwar nur bis 4;5 Jahre möglich, aber Rohwert liegt unter 2;0 Jahren)
	- Wortproduktion Präpositionen (0 korrekt)
	- Wortverständnis Nomen (T-Wert 16)
	- Wortverständnis Verben (kein T-Wert)
	- Wortverständnis Adjektive (T-Wert zwar nur bis 4;11 Jahre möglich, aber Rohwert liegt bei 2;6-2;11 Jahren)
	- Wortverständnis Präpositionen (T-Wert zwar nur bis 4;11 Jahre

	möglich, aber Rohwert liegt bei 2;0-2;5 Jahren)
	- Begriffsklassifikation (Ablenker: T-Wert 10)
	- Satzproduktion (vollständige Hauptsätze mit Verbzweitstellung, Nebensätze, W-Fragesätze, flexible Vorfeldbestzung; aber auch Zweiwortäußerungen, Mehrwortäußerungen, Verbendstellung)
	- Bildgeschichte (Makrostruktur: fehlender Aktant, Handlungen z. T. fehlend, Missverständnis nicht beschrieben und nicht aufgeklärt; Mikrostruktur: keine Pronominalisierungen, keine Junktionen)
	- Verstehen syntaktischer Strukturen → alle 3 Aufforderungen korrekt; Ausagieren 4-12 nicht korrekt (5, 7: Umkehrung der thematischen Rollen bei Satz mit Objekttopikalisierung (Agens-Patiens-Rollen vertauscht); 4, 6, 8-9, 12: Mitspielerauswahl fehlerhaft; 10-11: Vor- und Nachzeitigkeit fehlerhaft)
	- Verständnis von W-Fragen (kein T-Wert) → 1, 3, 5-9, 11-16 nicht korrekt (1, 3, 11: Antwort nicht auf Sätze bezogen; 6: Nullreaktion; 5, 7-9, 12-16: Verstehen des Fragepronomens fehlerhaft)
	- Akkusativ, Dativ, Plural: T-Wert 5
	- Plural: kein T-Wert

C3 MFED 4-6 John

Tabelle 17: Ergebnisse Münchener funktionelle Entwicklungsdiagnostik für Kinder von 4 bis 6 Jahren: John

Normale Intelligenz	- Visuelle Intelligenz: PR 50-75; IQ 100-110
	- Logik: PR 50-75; IQ 100-110
	- Zahlenverständnis: PR 25; IQ 90
	- Selbständigkeit: PR 25-50 ; IQ 90-100
Untere Norm	- Sprache: PR 5-16; IQ 76-85
Auffällig	- Feinmotorik: PR 2; IQ 70

PR = Prozentrang
IQ = Intelligenzquotient

C4 PDSS John

Tabelle 18: Ergebnisse Patholinguistische Diagnostik bei Sprachentwicklungsstörungen: John

unauffällige Bereiche	- Wortbetonung - Mundmotorik - Phonemdifferenzierung
	- Wortproduktion Nomen - Wortproduktion Adjektive (T-Wert zwar nur bis 4;5 Jahre möglich, aber alle Wörter korrekt)
	- Begriffsklassifikation
	- Wortverständnis Nomen - Wortverständnis Verben - Wortverständnis Adjektive (T-Wert zwar nur bis 4;11 Jahre möglich, aber alle Wörter korrekt) - Wortverständnis Präpositionen (T-Wert zwar nur bis 4;11 Jahre möglich, aber alle Wörter korrekt)
	- Syntax - Produktion des obligatorischen Artikels vor Unika
	- Plural - Verständnis von W-Fragen
auffällige Bereiche	- Phonetik/Phonologie (Alveolarisierung: /ʃ/ inkonstant → /s, z/)
	- Wortproduktion Verben (T-Wert 32) - Wortproduktion Präpositionen („auf, hinter, zwischen" nicht korrekt)
	- Bildgeschichte (Makrostruktur: Handlungen z. T. fehlend, Missverständnis nicht beschrieben und nicht aufgeklärt; Mikrostruktur: keine Pronominalisierungen, keine temporalen und kausalen Junktionen)
	- Verstehen syntaktischer Strukturen → Aufforderungen 1-2 nicht korrekt (Verbsemantik nicht korrekt erfasst); Ausagieren 5,11 nicht korrekt (5: Umkehrung der thematischen Rollen bei Satz mit Objekttopikalisierung: Agens-Patiens-Rollen vertauscht; 11: Vor- und Nachzeitigkeit fehlerhaft)
	- Akkusativ, Dativ: T-Wert 32

C5 MFED 4-6 Max

Tabelle 19: Ergebnisse Münchener funktionelle Entwicklungsdiagnostik für Kinder von 4 bis 6 Jahren: Max

Normale Intelligenz	- Zahlenverständnis: PR 50; IQ 100 - Sprache: PR 25; IQ 90
Untere Norm	- Logik: PR 16; IQ 85 - Selbständigkeit: PR 5-16; IQ 76-85
Auffällig	- Feinmotorik: PR unter 2; IQ unter 70 - Visuelle Intelligenz: PR unter 2; IQ unter 70

PR = Prozentrang

IQ = Intelligenzquotient

C6 PDSS Max

Tabelle 20: Ergebnisse Patholinguistische Diagnostik bei Sprachentwicklungsstörungen: Max

unauffällige Bereiche	- Wortbetonung
	- Mundmotorik
	- Wortproduktion Nomen
	- Wortproduktion Adjektive (T-Wert zwar nur bis 4;5 Jahre möglich, aber alle Wörter korrekt)
	- Begriffsklassifikation
	- Wortverständnis Verben
	- Wortverständnis Adjektive (T-Wert zwar nur bis 4;11 Jahre möglich, aber alle Wörter korrekt)
	- Syntax
	- Produktion des obligatorischen Artikels vor Unika
	- Plural
	- Akkusativ
	- Dativ: T-Wert 32
	- Verständnis von W-Fragen
auffällige Bereiche	- Phonetik/Phonologie (Alveolarisierung: /ʃ/ → /s, z/, /k, g/ inkonstant zu /d, t/; Velarisierung: /ç/ → /x/; Deaffrizierung /ts/ → /s/; Konsonantenverbindungen verändert: /kv/ → /kʁ/, /tsv/ → /tʁ/, /ʃv/ → /ʃʁ/
	- Phonemdifferenzierung (T-Wert 29)
	- Wortverständnis Nomen (T-Wert 39)
	- Wortverständnis Präpositionen (T-Wert zwar nur bis 4;11 Jahre möglich, aber Leistung entspricht 3-3;11 Jahre)
	- Wortproduktion Verben (T-Wert 36)
	- Wortproduktion Präpositionen („vor, zwischen" nicht korrekt)
	- Bildgeschichte (Makrostruktur: ein Aktant nicht eingeführt, Schluss nicht gekennzeichnet)
	- Verstehen syntaktischer Strukturen → Aufforderungen 1-3 korrekt; Ausagieren 5, 11 nicht korrekt (5: Umkehrung der thematischen Rollen bei Satz mit Objekttopikalisierung: Agens-Patiens-Rollen vertauscht; 11: Mitspieler nicht korrekt ausgewählt)

D Transkription und Verhaltenscodierung Interview John

Einführung

Die Zeilen 1-7 der Einführung (Begrüßung, Erklärung zur Kamera) erfolgten vor der Videoaufnahme.

1	I:	Pass auf! (1 sec.) Also (1 sec.) - gleich spielen wir zusammen und ich
2		frage dich dabei ein paar Dinge. Du darfst mir antworten und ganz
3		viel von dir erzählen. (1 sec.) In Ordnung?
		LI
4	J:	Ja. ((SCHÄMT SICH))
		3
5	I:	Okay. (1 sec.) Mmh, ich möchte nämlich wissen, wie es dir im
6		Kindergarten und zu Hause so geht. (2 sec.)
7	J:	Ich war nicht im Kindergarten.
8	I:	Ja, aber wenn du sonst immer im Kindergarten bist, ge. Da möchte
9		ich mal wissen: „Wie ist es so zu Hause? Wie geht's dir so im
10		Kindergarten?" Da reden wir dann mal drüber, ge. Und du darfst
11		sogar entscheiden, was du in nächster Zeit noch lernen möchtest. Da
12		darfst du entscheiden! Du bist der Bestimmer! Und das bespreche
13		ich dann mit Mama, Papa, der A. und auch deinen Erzieherinnen. (1
14		sec.) ((J. GAEHNT)) Hey, du bist wohl noch ein bisschen müde?
		M
15	J:	Mh, mh. ((WIPPT AUF KNIEN, SCHUETTELT KOPF))
		3
16	I:	Ne, geht schon. Heute bist du ganz früh bei mir, ge. Und da können
17		dir dann alle helfen, ge. Okay.

Eingangsfrage

18	I:	Dann geht's jetzt los! Bleibst mal schön auf dem Kissen sitzen.
10		(*fasst an J.s Knie*) Wir dürfen gleich spielen. Wackelst mal nicht so
20		dolle, ge. Okay. Sonst können wir das nämlich nicht so richtig sehen
21		(*zeigt auf Kamera*), wenn du so doll wackelst, ge. So, pass auf, dann
22		geht's jetzt los und ich frag dich ganz viele Sachen. (1 sec.)

23	I:	Mensch J., was spielst du denn am liebsten? Erzähle mal!
		LI
24	J:	Mh (3 sec.) ((FASST SICH AN KINN)) ((LACHT))
		6
25	I:	Mh, was ist dein Lieblingsspiel? (2 sec.)
		NL1 (23)
26	J:	Mh, weiß ich nicht.
		6
27	I:	Weißt du gar nicht, Mensch! Ist dein
28		Lieblingsspiel vielleicht: mit Barbies spielen?
		M
29	J:	Ich bin doch kein, ich bin doch kein Mädchen! ((LACHT))
		3
30	I:	Ach so, na dann überleg mal. Was spielst du denn am aller-, aller-
31		liebsten?
		NL2 (23)
32	J:	/Jungenspiel./
		1, 3
33	I:	Jungenspiel. Und was ist'n ein Jungsspiel, was du so gerne magst?
		M
34	J:	/Piratenspiel/
		1, 3
35	I:	/Aah/
36	J:	Und Raketenspiel und auch noch einen Rettungsbootspiel - hab ich
37		zu Hause.
38	I:	Toll. Also ist dir jetzt doch was eingefallen. Richtig coole Jungs-
39		spiele machst du am liebsten, ge. Und ich hab jetzt sogar ein ganz
40		tolles „sch" von dir gehört. Schlag ein!
41	J:	*(schlägt ein)*

Gesprächsinhalt

d335 Non-verbale Mitteilungen produzieren: Malen

42	I:	Prima, das kannst du schon gut, ge. Super John. (1 sec.) Jetzt
43		kenne ich dein Lieblingsspiel und mein Lieblingsspiel ist Malen. Das
44		können wir jetzt mal machen. Bleibst du schön sitzen. *(steht*

45		*auf)* Ich hol mal was zum Malen.
46	J:	((WIPPT AUF KISSEN))
47	I:	Bleib sitzen, ge. Bitte, bitte lass das Kissen da, ge. Pass auf, die
48		Unterlage brauchen wir noch. Die ist hier nämlich. Die hab ich
49		vergessen. Uuuh, warte mal. Hier damit wir nicht den Teppich
50		vollkritzeln, ge.
51	J:	(UNVERSTAENDLICH) ist riesig. ((WIPPT AUF KISSEN))
52	I:	Mmh, guck mal *(legt Unterlage hin)*. Du bleibst schön
53		sitzen und ich Rutsch nur mal ein Stück nach hinten. ((RUTSCHT
54		NACH HINTEN)) Mich braucht man jetzt nicht komplett sehen. So
55		pass auf, gucke. /Nein, nein, nein, du nicht, du bleibst schön da
56		sitzen.
57	J:	/Will mit hinan/ ((RUTSCHT KISSEN ZURUECK))
58	I:	Guck *(legt Papier hin)*, ein Blatt für dich und ein Blatt für mich
59		und dann können wir auch etwas malen *(hält Stift fest)*. Wo
60		tun wir sie hin? Hier in die Mitte?
		M
61	J:	Ja.
		3
62	I:	Gut, also wir dürfen mal was malen, J.. Denk dir irgendwas aus,
63		mir ist es egal. *(nimmt Stift))* (1 sec.) Ich denk mir auch irgendwas
64		aus.
65	J:	*(nimmt Stift, beginnt zu malen)* (1 sec.)
66	I:	((SUMMT)) So, ach du Schande, na toll, jetzt ist gleich mein Stift
67		abgebrochen, dabei hab ich die gerade erst gespitzt. Na warte mal.
68		*(steht auf)* Zum Glück habe ich einen Spitzer dabei. *(nimmt Spitzer,*
69		*setzt sich hin)* Na so was aber auch. Ich will
70		aber das Grün haben. (2 sec.) So (1 sec.) *(spitzt Stift)* Mmh,
71		mmh (3 sec.) gut. (1 sec.) Mannometer (3 sec.) Den stecken wir am
72		besten gleich mit rein, den Spitzer. (3 sec.) So. *(beide malen)*
73	J:	Guck mal, ein Boot *(zeigt auf Papier)*
74	I:	((VERWUNDERT?)) Ach so, das ist ein Boot?
		M
75	J:	Ja.
		3
76	I:	Aha.
77	J:	Und dann mal ich noch so was *(malt)*

78	I:	Mh, mh.

79   J: Und da, und da ist ein ganz ((UNVERSTAENDLICH)) und da ist eine
80   megagroße Welle. Und weißt du was da ist?
81   I: Was ist'n da?
          M
82   J: Da ist ein Krake.
          3
83   I: *(schaut auf Bild)* Wow! Ein Krake im Meer, prima. (1 sec.) So,
84   da machst du den Kraken noch fertig und dann machen wir erst mal
85   stopp mit Malen. Ich hab meins nämlich auch schon fertig jetzt, ge.
86   (3 sec.) Dann kann's wieder zur Seite. (3 sec.)
87   J: Der Krake sein Körper ist so *(zeigt auf Bild)* und dann hat er
88   noch so welche Krakenhände.
89   I: Mh, mh. Krakenhände hat der sogar! Das ist ja ein toller Kraken!
90   J: *(hört auf zu malen)*
91   I: Prima, kannst du ja jetzt den Stift wieder reinlegen.
92   J: *(legt Stift in Schachtel)*
93   I: So, wir können's nochmal liegen lassen, ge. Pass auf, jetzt frag ich
94   dich dazu ja ein bisschen was, ge. Sag mal J., malst du gerne?
          LI
95   J: ((NICKT))
          3
96   I: Ja - das ist aber schön. Was malst du denn am liebsten? (2 sec.)
          LI
97   J: Wellen mit Raketen und (UNVERSTAENDLICH) *(zeigt auf Bild)*
          3
98   I: Aha. Und malst du noch was gerne? (2 sec.)
          M
99   J: ((ZUCKT MIT ACHSEL))
          6
100   I: Was malst'n noch gerne?
          NM1 (98)
101   J: Häuser.
          3
102   I: Oh, das klingt doch schon mal gut, ge. Und wenn ihr im
103   Kindergarten malt, malst du da gerne mit?
          LI

104	J:	((FASST AN BEIN)) Ja.
		3
105	I:	Das ist aber schön, das ist klasse. (1 sec.) Gibt es denn auch
106		Sachen, die du noch nicht so gut malen kannst?
		LI
107	J:	M-mh. ((SCHÜTTELT KOPF))
		3
108	I:	Ne, du kannst alles schon ganz toll malen?
		M
109	J:	Ne, nur Sterne nicht.
		3
110	I:	Ach so, Sterne, die sind auch sehr schwierig, da muss man so Ecken
111		((MALT MIT FINGER STERN IN LUFT)) machen, ge. Und alles
112		andere kannst du schon ganz toll malen. Na das ist ja prima. Okay,
113		(2 sec.) und erkennen andere immer deine Bilder? (zeigt auf Johns
		LI
		7
114		Bild) (1 sec.) Wissen die anderen immer, was du gemalt hast?
		NL1 (113)
115	J:	Ja, aber ich hab zu Hause eine Schatzkarte gemalt.
		3
116	I:	Aha, okay, gut, mmh, oder muss dich manchmal jemand fragen „Hä,
117		was is'n das?"? (1 sec.)
		M
118	J:	Nein, ich frag „was ist das".
		3
119	I:	Ach so. Okay, gut, das ist gut. So, mmh, was meinst du, möchtest du
120		noch schöner malen?
		LI
121	J:	Ja! ((LACHT)) *(nimmt Stift)*
		3
122	I:	Ja - warte, nein. *(legt Stift von J. hin)* Soll es schöner aussehen dein
123		Malen?
		M
124	J:	((NICKT))
		3
125	I:	Okay. Was soll noch besser klappen? (2 sec.)

126 J: Ich weiß nicht. ((ZUCKT MIT SCHULTER))

6

127 I: Du weißt es nicht genau?

M

128 J: Ich weiß es.

3

129 I: Was soll noch besser klappen?

NL1 (125)

130 J: Gelb und grün.

4

131 I: Gelb und grün?

M

132 J: ((NICKT)) Mh.

3

133 I: Aber pass auf, du meinst jetzt wahrscheinlich dein Bild, ge. *(zeigt*

134 *auf sein Bild)* Dass du das Bild noch schön machen möchtest,

135 ge. Mmh, ich meine jetzt magst du noch schöner malen? /Dass zum

NL2 (125)

136 Beispiel die Krake noch schöner ist/ *(zeigt auf Bild)*

137 J: /Ja/

1, 3

138 I: Dass du das noch besser kannst, ja?

M

139 J: Ja, und auch noch ein bunten Haus.

3

140 I: Ach so, du möchtest es noch bunt machen.

141 /Mmh, mmh, okay./

142 J: /Hausch/.

143 I: Ein Haus, ne, da ist nur das –s dabei, okay. (1 sec.)

144 Was soll noch besser gehen? (1 sec.)

LI

145 J: Möchte gern noch Dinos malen.

3

146 I: Mmh, okay. Und kannst du die schon richtig gut malen die Dinos?

M

147 J: ((NICKT))

		3
148	I:	Gut. Mmh, hab ich dich richtig verstanden. Ich frag mal. Du kannst
149		also alles schon ganz toll malen? (1 sec.)
		M
150	J:	((NICKT))
		3
151	I:	Aha, dann hab ich dich richtig verstanden. Gut, okay, gut, dann
152		brauch ich jetzt auch gar nicht mehr nachfragen. Alles klar, John.
153		Super.(1 sec.) Pass auf, dann können die gemalten Sachen mal zur 154
		Seite. *(legt Sachen zur Seite)* Das können wir dann ja mal
155		der Mama zeigen, ge, was wir da Feines gemalt haben. So. (1 sec.)
156	J:	(UNVERSTAENDLICH)

d880, d8800, d8801, d8802, d8803 Spielen

157	I:	Also, pass auf, jetzt haben wir ganz toll gemalt und du hast mir auch
158		ganz viel von dir erzählt. Wir rutschen jetzt mal *(RUTSCHT MIT*
159		*KISSEN))*, ach wir lassen's mal so ein bisschen. Rutsch du aber
160		schön auf's Kissen nochmal, ge, okay. (1 sec.) Ähm, jetzt dürfen wir
161		nämlich noch was spielen. Ich hab dir Dinos, Bausteine und Futter für
162		die Dinos mitgebracht. *(steht auf, holt Sachen)* Pass auf. (2
163		sec.) Hier sind die ganzen Sachen. *(kommt zurück)* Dinos,
164		Bausteine und Futter für die Dinos. *(legt Sachen ab)* //Guck, da
165		können wir mal spielen.//
166	J:	/Im Kindergarten gibt es auch so Steine./ ((RUTSCHT AUF KISSEN))
167	I:	Ja, das ist gut. Und dein –sch ist aber richtig toll jetzt, ge. So, wir
168		bleiben aber trotzdem jetzt mal auf dem Kissen heute, ge. *(packt*
169		*Bausteine aus)*
170	J:	(UNVERSTAENDLICH) Wo sind denn die ganzen Pflanzen?
171		*(durchsucht Kiste)*
172	I:	Die hab ich heute nicht dabei. Heut gibt's mal Obst und Gemüse für
173		die Dinos, ge. (1 sec.) Die sind heute mal Vegetarier, die essen heute
174		mal nur Obst und Gemüse. Sind heute keine Fleischfresser.
175	J:	Oder Pflanzenfresser.
176	I:	No, du kennst dich schon aus. Richtig, na, stellst du die alle auf,
177		warte ich helfe dir. *(stellt Dinos auf)* Prima. (2 sec.) Gut, tja,
178		wie geht's'n jetzt weiter? (1 sec.)

		M
179	J:	Fressen!
		3
180	I:	Okay, naja, dann kannst du denen was zu fressen geben. (1 sec.)
181	J:	*(spielt mit Dinos)* Was soll denn das, das ist was für den.
182	I:	Mh.
183	J:	Der böse Fleischfresser wird damit (UNVERSTAENDLICH)
184	I:	/Njom, njom, njom, njom, njom./ *(füttert Dino)*
185	J:	/Und was, und was die Karotte, die Pflanzenfresser./ *(füttert*
186		*Dino)*
187	I:	/Njom, njom, njom, njom, njom./
188	J:	/Und was die, das da./ Oh guck mal wie schnell der essen kann.
189		*(macht Essensgeräusche)*
190	I:	Mmh. /Prima/
191	J:	/Guck mal wie schnell./ *(zeigt Dino)*
192	I:	Richtig. Ich kann ja nochmal schnell was bauen für die. Willst du was
193		mit bauen? (1 sec.)
		M
194	J:	Ja, ein Haus. *(nimmt Steine)*
		3
195	I:	Okay, ein Haus. Komm mach mit. So viele Bausteine haben wir
196		gar nicht, ge. Können wir ein kleines Haus machen. *(baut)*
197	J:	Warte mal. Können die Dinos mal zur Seite gehen? *(nimmt*
198		*Dinos)* (1 sec.)
199	I:	So, haben wir ein kleines Haus für die Dinos. *(baut)* (1 sec.) guck
200		mal, das könnte ja die Tür sein. *(nimmt Stein)* Machen wir das
201		mal so vielleicht. *(baut)* Komm, machst mal mit.
202	J:	Ja. *(baut)*
203	I:	Hier sind noch die Bausteine. *(nimmt Bausteine)* (1 sec.) Mmh,
204		was machen wir damit... /Das soll mal das Dach sein./
205	J:	/Nein, das ist doch ein kleines Dach./
206	I:	Ach so. Pass auf, da haben die nur hier hinten so ein Dach. *(baut)*
207		Gut, dann stellst du die ganzen Dinos rein und ich bau erstmal fertig.
208	J:	*(nimmt Dinos)*
209	I:	In Ordnung. (2 sec.)
210	J:	(UNVERSTAENDLICH)
211	I:	Gut. (2 sec.)

212	J:	Alle Dinos müssen rein. /Viele/
213	I:	/Mh./ Und, wenn die drinnen sind, dann sind wir fertig mit dem
214		Spielen, ge. Dann können wir's mal stehen lassen. (2 sec.) So.
215		*(beide bauen)* (3 sec.)
216	I:	Ööh, was mache ich mit der Rolle.. *(zeigt ihm Rolle)* Die kann
217		hier noch mit hin. Prima, das haben wir schön gemacht. Sind schon
218		alle Dinos drinnen?
		M
219	J:	Nein, noch schwei. *(baut)*
		3
220	I:	Noch zwei, da ist nur das –s. Okay, prima John, toll! Ooh, gut.
221		*(schaut Haus an)* Und ich kenne ja schon deine Lieblingsspiele,
222		das hast du mir vorhin verraten, ge. Piraten spielst du gerne.
223	J:	*(nimmt Bausteine)*
224	I:	Gut, jetzt bleibt's aber erstmal stehen, jetzt reden wir wieder, ge.
225		*(nimmt Bausteine weg)*
226		John, schaust du mal zu mir! (2 sec.)
227		Was spielst du /noch gerne?/
		Le
228	J:	/Piraten/, was ich dir noch gesagt (2 sec.), ah, Raketen.
		1, 3
229	I:	Ah, okay. /Super, prima./
230	J:	/Ich hab dir das doch gesagt Raketen./
231	I:	Mh, das hast du vorhin auch schon gesagt, siehst du, das hab ich mir
232		gar nicht gut gemerkt, zum Glück sagst du's mir nochmal.
233	J:	*(nimmt Bausteine)*
234	I:	Pass auf, wir lassen die Spielsachen jetzt aber erstmal liegen.
235		*(nimmt Bausteine weg)* Ansonsten müssen wir sie wegräumen.
236		So, magst du auch Spiele am Tisch?
		LI
237	J:	((NICKT))
		3
238	I:	Sowas wie Memory.
239	J:	/Ich hab Memory./
240	I:	/Aha./
241	J:	/Nur bei Dinos. Wir müssen, wir müssen die, wir müssen die Karten
242		fals rum hinlegen und dann müssen wir sie umdrehen.

243	I:	/Richtig./
244	J:	Und wer die gleichen Dinos hat, muss jemand, muss jemand ganz
245		allein nochmal die Karten finden. Und wer die falschen Karten hat,
246		muss mal, muss mal, muss man wieder hin tun.
247	I:	/Toll./
248	J:	Und dann, wenn man die meisten Karten hat, hat gewonnen.
249	I:	So funktioniert Memory, ge. Magst du das auch gerne?
		M
250	J:	Ja.
		3
251	I:	Ja - prima, das ist doch schön. Und welche Spiele findest du doof?
		LI
252	J:	((UEBERLEGT?))
		6
253	I:	Gibt es Spiele, die du doof findest?
		NL1 (251)
254	J:	Ja.
		3
255	I:	Was findest du denn doof?
		NL2 (251)
256	J:	Mädchenspiele. ((LACHT))
		3
257	I:	((LACHT)) Ach so, wieso findest du Mädchenspiele doof?
		M
258	J:	Weil, weil es für Mädchen ist, nicht für Jungs.
		3
259	I:	Achso, /naja./
260	J:	/Weißt du was ich noch gern spiele?/
261	I:	Was denn noch?
		M
262	J:	Ein Wettrennspiel, welcher, welch, erstmal muss jemand zuerst den
263		Würfel, welcher, welcher so welche Zahlen hat, üben, 1 oder 2 oder 3
264		oder /vielleicht/
		3
265	I:	/Aha./
266	J:	5 und 4 und dann welcher eine Ziel ist, hat gewonnen.
267	I:	Prima, du magst also Wettkampfspiele. Gut. Und jetzt hast du ja

268		gerade /gesagt du/
269	J:	/Wettrennspiele./
270	I:	Wettrennspiele. Ich dachte Wettkampf, oh Mann. Jetzt hast du
271		gerade gesagt Mädchenspiele findest du doof. Magst du dann gerne
272		mitmachen bei Mädchenspielen?

M

| 273 | J: | ((SCHUETTELT KOPF)) Mh, mh. |

3

| 274 | I: | Ne, da magst du auch nicht gerne mitmachen. Okay, spielst du auch |
| 275 | | gerne mal alleine? (1 sec) |

Ll

| 276 | J: | ((WACKELT MIT ARMEN)) |

7

| 277 | I: | Also ohne andere Kinder. /Spielst du da auch gerne mal alleine?/ |

NL1 (274)

| 278 | J: | /Nein./ Aber, aber weißt du, ich spiel mit J. |

1, 3

| 279 | I: | Aha, okay. Spielst du gerne mit anderen Kindern? |

Le

| 280 | J: | Ja, mit N. oder, oder fallen mir noch welche, L. ist nicht in meiner |
| 281 | | Gruppe. |

3

| 282 | I: | Mh, okay. Und was spielt ihr da so? (1 sec.) |

M

| 283 | J: | Warte mal, ich hab noch was vergessen, mit H. oder J., |
| 284 | | H. oder J. oder vielleicht W. |

5

| 285 | I: | Aha, die sind alle in deiner Gruppe? (1 sec.) |

M

| 286 | J: | Ja, auch Mädchen. |

3

| 287 | I: | Okay, auch Mädchen. Und was spielt ihr da immer so? |

NM1 (282)

| 288 | J: | Na aber Mädchen können nicht mit uns Jungs spielen, weil Mädchen |
| 289 | | müssen Mädchen spielen. |

5

| 290 | I: | Ach, die machen Mädchenspiele. Aber was spielen denn die Jungs |

291		und du?
		NM3 (282)
292	J:	Wenn Spielzeugtag ist, dann bring ich mein Rettungsboot mit.
		3
293	I:	Prima, da spielt ihr also mit selbst mitgebrachten Spielen. Okay,
294		sag mal, du hattest ja gerade gesagt alleine spielst du gar nicht so,
295		ge. Stört dich das, dass du nicht alleine spielst? Stört dich das, dass
296		du nicht so gerne alleine spielst? (1 sec.)
		M
297	J:	((NICKT))
		3
298	I:	Stört dich? (1 sec.)
		NM1 (295)
299	J:	((NICKT))
		3
300	I:	Ja - magst du, mhm, magst du lieber, also magst du auch gerne
301		alleine mal spielen?
		M
302	J:	((SCHUETTELT KOPF))
		3
303	I:	Doch nicht. Mh, dann würde ich sagen dich stört das dann auch
304		gar nicht. Spielst also gern mit deinen Freunden, ge.
305		Spielst du gern alleine?
		M
306	J:	((SCHUETTELT KOPF))
		3
307	I:	Okay, aber das stört dich dann auch nicht, ge. Hast du gerade
308		gesagt. Wenn du gerne mit anderen spielst, ge, okay. Kannst du alles
309		spielen, was du magst?
		M
310	J:	Mmh. (3 sec.) Alles da, aber wenig nicht, wenig nicht.
		4
311	I:	Aha, wenig nicht. Was meinst du damit?
		NM1 (309)
312	J:	Wenn ich wenig spiel, ist es doof.
		3
313	I:	Ach so, du findest es doof, wenn du nur ganz kurz spielen kannst.

314		Meinst du das?
		M
315	J:	Na wenn ich kurz spiel, wenn ich drinnen bin im Kindergarten und
316		wenn ich kurz spiel, da muss ich dann wieder die Sachen überall
317		aufräumen.
		4
318	I:	Aha, und magst du aufräumen?
		M
319	J:	Nein, aber, aber wenn, wenn ich gegessen habe und nach dem
320		Essen dann in Wasraum gehe, dann können wir nochmal spielen.
		3
321	I:	Okay, mal gucken, ob ich's richtig verstanden habe, du spielst, du
322		hast gerne viel Zeit zum Spielen. Du magst es, wenn du ganz lange
323		spielen kannst. Das magst du. Ist das richtig?
		M
324	J:	((SCHUETTELT KOPF)) Mh, mh, wenn, wenn ich drinnen bin im
325		Kindergarten, dann müsst ich eigentlich, dann, dann müsst ich da
326		wenig spielen und dann müsst, dann müsst ich essen und dann
327		müsst ich noch in den /Waschraum gehen./
		3
328	I:	/Ja./
329	H:	Und dann, und dann müsst ich, müsst ich schon wieder malen.
330	I:	/Okay./
331	J:	/Spielen./
332	I:	Hättest du
333		lieber mehr Zeit zum Spielen? (2 sec.)
		M
334	J:	Mh, mh ((VERNEINEND)), nicht so lange.
		3
335	I:	Doch nicht. Nee. Also ist das okay, dass du nur kurz spielen kannst
336		und dann gleich in den Waschraum musst?
		M
337	J:	Ja.
		3
338	I:	Das ist okay. Na gut, okay, mh. Soll denn beim Spielen irgendetwas
339		besser klappen? (2 sec.)
		LI

340	J:	((UEBERLEGT?)) Ja.
		3
341	I:	/Was soll denn besser klappen?/
		LI
342	J:	/Bausteine./
		1, 3
343	I:	Okay.
344	J:	Und meine Freunde lieben Bausteine /zu spielen./
345	I:	/Mh, mh./
346	J:	Da, da bauen sie immer, /immer was draus./
347	I:	/Okay./
348		Gut. Und was soll da bei dir besser klappen? (1 sec.)
		LI
349	J:	Ich weiß es nicht.
		6
350	I:	Mh, ähm, du hast ja gerade erzählt deine Freunde lieben
351		Bausteine. Können die schon besser bauen als du? (3 sec.)
		M
352	J:	Ganz so, ganz so, aber ich bau noch was Tolles.
		4
353	I:	Also du baust auch was Tolles. Okay, können wir beide, könnt
354		ihr alle gleich toll bauen? ((J. NICKT)) **3** Mh, mh, okay, gut.
		M
355		Und vielleicht gibt's da noch etwas anderes, wo du gerne mitspielen
356		magst. Wo magst du noch gerne mitspielen?
		LI
357	J:	Weiß ich nicht.
		6
358	I:	Weißt du nicht. Okay, gut.

Abrundung

359		Pass auf J., jetzt habe ich dich ganz viel gefragt, nun bin ich nicht
360		mehr neugierig. Jetzt ist unser Gespräch auch gleich vorbei. Zum
361		Schluss möchte ich dir noch etwas sagen und dich noch einmal
362		etwas fragen. So, jetzt hab ich ganz viel über dich erfahren. Ich weiß
363		jetzt, was dir gut gefällt. Spielen mit anderen gefällt dir gut. Du malst

364		auch gerne, ge. Und dann weiß ich, was noch schwierig ist. Einen
365		Stern malen ist noch schwierig, ge. Und, naja, beim Bauen hast du
366		so ein bisschen gesagt, dass das auch schwierig ist, ge. Gut. Mh,
367		wenn der Stern noch besser klappen soll, da können wir ja vielleicht -
368		die A. und ich auch helfen, ge. Und Mama, Papa und deine
369		Erzieherinnen können dir da auch noch helfen. Okay, jetzt kommt die
370		allerletzte Frage. Fällt dir noch etwas ein, was du besser können
371		möchtest?

Le

372	J:	((SCHUETTELT KOPF))

3

373	I:	Was soll noch
374		besser gehen?

NL1 (370)

375	J:	Na, im Kindergarten hab ich, hab ich noch, hab ich noch so, so, so
376		eine Couch, da können wir alles bauen, aber da hab ich noch ganz
377		so eine Puppe für Mädchen und da haben, haben alle Jungs die
378		gebaut.

4

379	I:	/Okay./
380	J:	/Auch ich./ ((LACHT))
381	I:	Aber, hör mir noch mal gut zu, was ich dich gefragt habe. Was soll
382		noch besser klappen?

NL2 (370)

383	J:	Im Kindergarten nicht, aber zu Hause, Lego.

3

384	I:	Lego. Da möchtest du noch lernen. Was
385		möchtest du denn lernen beim Lego?

M

386	J:	Da kann ich alles Tolles bauen, dort können wir üben, was
387		dran bauen und dann fest machen, wenn wir sehen, dass es auf.

3

388	I:	Okay, und was möchtest du
389		da lernen beim Lego?

NM1 (385)

390	J:	Im Lego, im Lego muss ich immer lernen, dass ich immer lern zu
391		zeigen alle meine Freunde, wie ich toll gebaut habe, das ist dann

392		so dran bleiben.
		3
393	I:	Also mal gucken, ob ich dich richtig verstanden habe. Du magst also
394		ganz tolle Sachen beim Lego bauen.
395		((MACHT GROßE BEWEGUNG MIT ARM))
396		Das würdest du gerne lernen? (1 sec.)
		M
397	J:	((NICKT))
		3
398	I:	Okay, prima, naja, das können ja vielleicht auch noch die A. und
399		ich mit dir üben und auch Mama, Papa und die Erzieherinnen, ge.
400		Prima, vielen Dank, dass du so toll mitgemacht hast, da freu ich mich
401		ganz doll. Wollen wir auch mal ein Stückchen vom Video angucken?
		M
402	J:	Ja. ((WILL AUFSTEHEN))
		3
403	I:	Gut, warte, bleib noch kurz sitzen, ge. Danach darfst du dann wieder
404		zur Mama gehen, ge. Prima, noch mal vielen Dank. *(streckt Hand*
405		*aus)*
406	J:	*(schüttelt Hand)*
407	I:	Dann gucken wir jetzt mal zum Video. *(beide stehen auf)*

E Analyse Fragenverständlichkeit: Verhaltenscodierungen

E1 Codierungen Befragter

Tabelle 21: Codierungen Verhalten des Befragten (übersetzt aus: Fowler & Cannell, 1996:29)

1.	Unterbrechung	Befragter unterbricht Verlesen der Frage durch Interviewer.
2.	Klärung	Befragter fragt nach Wiederholung oder Erklärung der Frage oder macht Aussage, welche auf Unsicherheit beim Fragenverständnis hindeutet.
3.	adäquate Antwort	Befragter gibt Antwort, die Ziel der Frage entspricht.
4.	eingeschränkte Antwort	Befragter gibt Antwort, die Ziel der Frage entspricht, die aber eingeschränkt ist und auf Unsicherheit bezüglich der Exaktheit hindeutet.
5.	inadäquate Antwort	Befragter gibt Antwort, die nicht Ziel der Frage entspricht.
6.	„weiß nicht"	Befragter antwortet mit „weiß nicht" oder äquivalenter Antwort.
7.	Antwortverweigerung	Befragter verweigert Beantwortung der Frage.

1.-2. sowie 4.-7. weisen laut Fowler & Cannell (1996:29) darauf hin, dass ein potentielles Frage-Problem vorliegt.

E2 Codierungen Interviewer adaptiert

Tabelle 23: Codierungen Fragen-Vorlesen des Interviewers (in Anlehnung an Fowler & Cannell, 1996:29)

Le	Leitfadenfrage: exakt	Interviewer liest die Frage genau wie formuliert vor.
Ll	Leitfadenfrage: leichte Veränderung	Interviewer liest die Frage mit leichten Veränderungen vor, welche die Bedeutung der Frage nicht abändern.
Lb	Leitfadenfrage: bedeutende Veränderung	Interviewer verändert die Frage, sodass die Bedeutung verändert ist und/oder Interviewer liest die Frage nicht vollständig vor.
M	neue Frage	Interviewer stellt eine neue Frage, die nicht im Leitfaden steht und nicht Le, Ll, Lb oder N entspricht.
NL1,...n (Zeile der Bezugsfrage) oder NM1,...n (Zeile der Bezugsfrage)	Nachfrage	Interviewer stellt Nachfrage zur Leitfadenfrage oder zur neuen Frage. Es wird nach N gekennzeichnet, ob es eine Nachfrage zu einer Leitfadenfrage (L) ist oder zu einer neuen Frage (N). Weiterhin wird hinter der Abkürzung NL oder NM notiert, um die wievielte Nachfrage es sich handelt zu einer bestimmten Bezugsfrage. Die Zeile der Bezugsfrage wird hinter in Klammern notiert.